张仲景养生文化健康服务指南

主编◎刘洪波　李红普

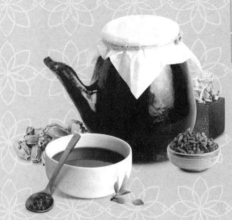

郑州大学出版社

郑州

图书在版编目(CIP)数据

张仲景养生文化健康服务指南/刘洪波,李红普主编.—郑州:郑州大学出版社,2020.8
ISBN 978-7-5645-7144-3

Ⅰ.①张… Ⅱ.①刘…②李… Ⅲ.①《伤寒杂病论》-养生(中医)-指南 Ⅳ.①R212-62

中国版本图书馆 CIP 数据核字 (2020)第 134930 号

郑州大学出版社出版发行
郑州市大学路 40 号 邮政编码:450052
出版人:孙保营 发行电话:0371-66966070
全国新华书店经销
河南承创印务有限公司印制
开本:710 mm×1 010 mm 1/16
印张:10.25
字数:191 千字
版次:2020 年 8 月第 1 版 印次:2020 年 8 月第 1 次印刷

书号:ISBN 978-7-5645-7144-3 定价:33.00 元
本书如有印装质量问题,由本社负责调换

作者名单

主　编　刘洪波　李红普

副主编　赵增强　李　昌　肖跃红

前 言

　　东汉南阳人张仲景,所著《伤寒杂病论》是中医史上第一部理、法、方、药具备的经典,它确立的辨证论治原则,是中医临床的基本原则,是中医的灵魂所在,张仲景被后世敬奉为"医圣",为后世尤其是南阳留下了珍贵的张仲景文化。张仲景文化以中国传统文化为基础,包括哲学理论、学术思想、医德文化、人文精神诸方面,既具有博大精深的中国传统文化基本特点,又集创造性、继承性、地域性和价值性特征为一体,将生存理念与生活方式、中医理论与临床诊疗、养生保健与治疗用药紧密结合,构成中医的基本学术思想与模式,是中医药文化最重要、最核心的内容之一,也是中国传统文化特别是南阳地域文化不可分离的一部分。

　　习近平总书记在党的十九大报告中提出了"实施健康中国战略"国家发展基本方略,国家卫生健康委员会出台的《全民健康素养促进行动规划(2014—2020 年)》指出健康素养是指个人获取和理解基本健康信息和服务,并运用这些信息和服务做出正确决策,以维护和促进自身健康的能力。健康素养不仅是衡量卫生健康工作和人民群众健康素质的重要指标,也是对经济社会发展水平的综合反映。所以我们尝试以张仲景养生文化研究传承应用为选题,使张仲景养生文化与大众健康服务有机结合,指导大众健康科学养生。

　　张仲景养生文化是"医圣"张仲景医药文化的重要内容,我们根据张仲景原著及古今中外论述,对张仲景养生文化进行系统挖掘整理编写了本书。本书的上篇对张仲景养生文化进行了归纳分析,分六方面介绍,并依据张仲景养生文化中针对人们生活方式的内容,指导人们进行养生保健活动;下篇依据张仲景养生思想,结合现代民众养生问题进行具体实际操作性指导,选择临床常见疾病,提出各种调养之法,一方面有利于疾病的治疗和康复,另一方面可以阻止疾病的复发,力求贴近民众生活实际,以实用为目标。本书的重点在于宣传普及张仲景养生文化从而指导现代人养成健康生活方式,提升公众身心健康素养。同时探索张仲景养生文化与大众健康服务有机结合应用的新方法和新途径,使张仲景养生文化更好地服务于社会大众。

由于张仲景养生保健思想的研究传承应用是一种新的尝试,书中可能会存在不足之处,我们恳请广大读者提出宝贵意见。本书参考了张仲景养生保健理论及中医养生学有关专家的思想与观点,在此一并致谢。

编 者
2020 年 5 月

目 录 CONTENTS

1

上篇 养生概论

一、因人制宜 体质养生

(一)体质养生的概念

所谓体质,是指在先天禀赋和后天获得的基础上,人体逐渐形成的在形态结构、生理功能、物质代谢和性格心理方面综合的、固有的一些特质,主要是说明生命活动的差异性或特殊性。

体质由4个方面组成,即形态结构、生理功能、物质代谢、性格心理,可以高度概括为形和神。形主要是形态结构,比如肌肉、骨骼、五脏、五官、皮肤、毛发、血脉等,也就是人体看得见、摸得着的有形态结构的物质部分。神包括功能活动、物质代谢过程、心理活动,比如心跳、呼吸、消化、排泄、水谷营养在体内被吸收利用转化排泄、性格特点及情绪反应、睡眠等。

又如,从形态上来看,有的人高大威猛,有的人短小精悍,有的人五大三粗,有的人娇小玲珑,体态各有不同。

从皮肤上来看,有的人皮肤非常好,肤如凝脂,一年四季皮肤都非常有光泽;有的人皮肤干燥,尤其到了秋冬季,离不开护肤品;而有的人是油性皮肤,终年毛孔粗大,油光满面,脸上时不时地还长痤疮,令人烦恼。

从头发上来看,有的人头发浓黑茂密,有的人头发则稀疏黄软。

从性格心理方面来看,有的人心胸开阔,有的人心眼小;有的人比较敏感,有的人比较迟钝;有的人外向开朗,有的人内秀沉静。

还有的人喝白开水都增膘,而有的人"浸油缸都不肥"。有的人一吃火锅就浑身发热,面色红扑扑的,非常舒服;而有的人一吃火锅,第二天早上就会牙痛或者扁桃体发炎,或者脸上生很多痤疮,或者小便很黄,或者大便干结。

夏天很热,人们在外工作一天回到家里,通常都喜欢吃冰镇的西瓜或者喝冰镇的饮料,有的人吃喝以后会觉得非常舒服,有的人却马上会拉肚子,非常敏感。为什么会有这些反应? 因为这两种人是不同的体质。

不同的体质对于季节的感受也不一样,热性体质的人通常怕热不怕冷,寒性体质的人通常怕冷不怕热,这些现象在《黄帝内经》中叫作"能冬不能夏""能夏不能冬"。

以上这些生活中的常见现象实际上都是体质现象。可以看出,体质和健康的关系非常密切。

所谓体质养生就是观察、把握患者的体质,在此基础上分析疾病、制订治则、因人养生,从而达到预防疾病、养生保健的目的。

(二)体质差异形成的原因

体质形成的机制是极其复杂的,它是机体内外环境多种复杂因素综合作用的结果。

1. 地理环境因素 《医学源流论》说:"人禀天地之气以生,故其气体随地不同。西北之人气深而厚……东南之人气浮而薄。"这说明生活在不同地理环境条件下,由于受不同水土性质、气候类型、生活条件的影响,从而形成了不同地区人的体质。现代环境地质学研究也表明:在地质历史的发展过程中,逐渐形成了地壳表面元素分布的不均一性,这种不均一性在一定程度上影响和控制着世界各地区人类的发育,形成了人类明显的地区性差异。

2. 先天因素 先天因素即"禀赋",先天禀赋就是指父母先天的遗传及婴儿在母体里的发育营养状况。按现代生物学的解释,遗传物质是由染色体传给后代的,父母的强、弱、肥、瘦及性格的类型可以通过染色体而遗传给后代,使后代出现相应的强、弱、大、小、肥、瘦等不同的体型与性格。如小儿的五软、五迟、鸡胸等大多由于先天不足而影响发育,以致体质异于常人。人类遗传学的研究还发现人的各种体质如体型、眼型、肤色、眉毛式样、血型、免疫性、对药物的反应、代谢类型乃至智力、寿命等都由遗传决定或与遗传有关。总之,形体始于父母,体质是从先天禀赋而来,所以父母的体质特征往往能对后代产生一定影响。

3. 性别因素 《灵枢·五音五味篇》提出"妇人之生,有余于气,不足于血"的论点,对妇女的体质特点做了概括说明。中医认为男子以气为重,女子以血为先,女子由于有经、带、胎、产的特点,所以体质与男子不同。

4. 年龄因素 体质可随着年龄的增长而发生变化,因为人体的结构、功能和代谢是随着年龄而发生改变的。俗话说"一岁年纪,一岁人"便是这个道理。《灵枢·逆顺肥瘦篇》又具体指出:"婴儿者,其肉脆血少气弱。"清代吴鞠通提出小儿为"稚阴稚阳"之体,言"小儿稚阳未充,稚阴未长者也"。这些都概括了小儿脏腑娇嫩、形气未充、筋骨未坚的生理特点,同时也说明了其发育阶段中的体质特点。而青壮年则不同,如《灵枢·营卫生会篇》说:"壮者之气血盛,其肌肉滑、气道通、营卫之行不失其常。"老年人又不一样,《灵枢·营卫生会篇》亦云:"老者之气血衰,其肌肉枯,气道涩。"老年人之所以容易发病,这是由体质因素决定的。

5. 精神因素　《素问·疏五过论》指出："暴乐暴苦,始乐后苦,皆伤精气,精气竭绝形体毁沮。"这说明强烈的精神刺激可直接损伤人的机体结构,使健康体质的基础发生动摇。《红楼梦》中描写的林黛玉由于长期处于悲悲戚戚的抑郁伤感情绪中,从而形成了"多愁多病之身",国外精神病专家维兰特曾指出:"人的精神遭受痛苦,就意味着身体健康遭到至少长达 5 年的损害。"这说明抑郁的精神状态不但对健康有害,还会促使某些疾病较早发生,衰老提前到来。此外,《淮南子·精神训》也说:"人大怒破阴,大喜坠阳,大忧内崩,大怖生狂。"同样说明了精神创伤可引起机体阴阳气血失调,改变体质。现代医学也证实了精神心理因素能影响机体的免疫状态,临床上常见一些病人知道自己患癌症后,其精神萎靡而加速了死亡。

6. 饮食营养因素　《素问·平人气象论》说"人以水谷为本",这说明体质不仅与先天禀赋有关,而且依赖于后天水谷的滋养,水谷是人体不断生长发育的物质基础。但营养不当,也会引起人体发病。《素问·至真要大论》里就指出:"久而增气,物化之常也,气增而久,夭之由也。"虽然五味本身不能致病,但一旦它们因为数量的积蓄,改变了机体的适应能力而激发反应力的时候,便可诱发疾病或改变机体生理功能,继之发生体质的改变,甚至危及生命。

此外,体质形成的差异,还与社会因素、体育锻炼因素、疾病因素有关。如人们由于所处的社会地位不同,因此情志、劳逸各不相同,物质生活也有优劣之分,从而导致了不同的体质特征。

(三)体质的分类

由于先天禀赋有强弱,饮食气味有厚薄,方位地势有差异,贫富贵贱苦乐各不相同,从而导致了个体差异。因此,祖国医学非常重视对不同人体特征进行分析,从多方面对体质进行分类。

1. 体形肥瘦分类　这是以体形特征为主,结合气血状态进行体质分类的。《灵枢·逆顺肥瘦》将人体分为肥人、瘦人、肥瘦适中人三型。《灵枢·卫气失常》则将肥胖之人又分为膏型、脂型、肉型。由于人到老年形肥体胖者较多,所以本法可以说是最早的关于老年人体质的分型方法。

2. 禀性勇怯分类　人体脏气有强弱之分,禀性有勇怯之异。《灵枢·论勇》根据人之不同禀性,再结合体态、生理特征,将人体分为两类:心、胆、肝功能旺盛,形体健壮者,多为勇敢之体;心、肝、胆功能衰减,体质孱弱者,多系怯弱之人。这样分类有利于分析病机,诊断疾病。

3. 现代临床体质分类　近年来,不少医家在总结前人经验的基础上,从临床角度提出体质分型,这种分型以身型脉证为主要指标,对临床辨证、遣方、摄生防病有重要的参考价值。现简单归纳如下。

（1）阳盛质　凡强壮的、声高气粗的、好动的人,属于阳盛体质。此类人平素喜凉怕热,神旺气粗,口渴喜冷饮,尿黄便结,病则易发高热,脉洪数有力,舌红苔薄黄。

（2）阴虚质　这类人体形多瘦小,面色多偏红或有颧红,常有灼热感,手足心热,口咽干燥,多喜冷饮,唇红微干,冬寒易过,夏热难受,舌红少苔,或无苔,脉细弦或数。

（3）痰湿质　此类人体形多肥胖,腹部突出,肌肉多松弛,动作迟缓,做事沉稳,性格内向或有乏力,身体沉重,舌体肥大,舌苔厚,脉滑。

（4）气郁质　此类人体形多消瘦或偏胖,面色萎黄或苍暗,平素性情急躁易怒、容易激动,或忧郁寡欢、胸闷不舒、时欲太息。

中医将人的体质分为四种,即寒、热、虚、实,具体来说,又可分为平和体质、痰湿体质、气虚体质、血瘀体质、阴虚体质、阳虚体质、湿热体质、气郁体质、特禀体质9种。

（四）不同体质的养生法

中医学认为,根据临床上的症候表现、脉象、舌苔,主要有以下8种体质:阴虚体质、阳虚体质、气虚体质、血虚体质、阳盛体质、血瘀体质、痰湿体质、气郁体质。我们要先了解自己属于什么样的体质,才能进行正确养生。

1.阴虚体质养生法

（1）**体质特点**　形体消瘦、面色潮红、口燥咽干、心中时烦、手足心热、少眠、便干、尿黄、不耐春夏、多喜冷饮、脉细数、舌红少苔。

（2）**养生原则**　补阴清热,滋养肝肾,阴虚体质者关键在补阴;五脏之中,肝藏血,肾藏精,同居下焦,所以,以滋养肝肾二脏为要。

（3）**养生方法**

1)精神调养:此体质之人性情较急躁,常常心烦易怒,这是阴虚火旺,火扰神明之故,故应遵循《黄帝内经》中"恬淡虚无""精神内守"之养神大法。平素在工作中,对非原则性问题,少与人争,要少参加争胜负的文娱活动,以减少激怒。

2)环境调摄:此种人体形多瘦小,而瘦人多火,常手足心热,口咽干燥,畏热喜凉,冬寒易过,夏热难受,故在炎热的夏季应注意避暑。

3)饮食调养:应保阴潜阳,宜清淡,远肥腻厚味、燥烈之品;可多吃些芝麻、糯米、蜂蜜、乳品、甘蔗、鱼类等清淡食物,对于葱、姜、蒜、韭、薤、椒等辛味之品则应少吃。

调养时关键多吃一些滋阴清热、生津润燥的食品。味甘、性凉寒平的食物是阴虚者的好伴侣,《本草纲目》中记载的下列食物,适合阴虚者选用:麦苗、醋、绿豆、豌豆、菠菜、竹笋、空心菜、冬瓜、莲藕、枸杞子、白萝卜、苦瓜、大白菜、甲鱼汤,甲鱼可以壮阳气,补益阴虚。不宜吃大蒜、辣椒、咖啡、荔枝、樱桃、韭菜、生姜等食物。

新鲜的莲藕对阴虚内热的人非常合适,可以在夏天榨汁喝,补脾胃效果更好;阴虚体质的人还适合吃些动物优质蛋白,如新鲜的猪肉、兔肉、鸭肉、淡菜等,肉类尽量红烧、焖、蒸、煮、煲,尽量少放调料,保持原汁原味。不要经常吃猛火爆炒的菜、火锅、麻辣烫。

4)节制性欲:因为精属阴,阴虚者尤当护阴,而性生活太过可伤精,应节制性生活。

5)药物治疗:肺阴虚者,宜服百合固金汤;心阴虚者,宜服天王补心丹;肾阴虚者宜服六味地黄丸;肝阴虚者,宜服一贯煎。其他滋阴生津中药女贞子、山茱萸、旱莲子亦可选用。

2. 阳虚体质养生法

(1)体质特点　形体白胖或面色淡白无华、平素怕寒喜暖、四肢倦怠、小便清长、大便时稀、唇淡口渴、常自汗出、脉沉乏力、舌淡胖。其人患病则易从寒化,可见畏寒蜷卧、四肢厥冷,或腹中绵绵作痛、喜温喜按,或身面浮肿、小便不利,或腰脊冷痛、下利清谷,或阳痿滑精、宫寒不孕,或胸背彻痛、咳喘心悸,或夜尿频多、小便失禁。

(2)养生原则　祛阳祛寒,温补脾肾,因为阳虚者关键在补阳。五脏之中,肾为一身的阳气之根,脾为阳气生化之源,故当着重补之。

(3)养生方法

1)精神调养:《黄帝内经》中说"肝气虚则恐",意思是肝功能差的人,容易恐惧,又指出"心气虚则悲",这是说心脏功能低下者精神上易出现悲哀的情绪。中医认为,阳虚是气虚的进一步发展,故而阳气不足者常表现出情绪不佳,易于悲哀,故必须加强精神调养,要善于调节自己的情感,去忧悲、防惊恐、和喜怒,消除不良情绪的影响。

2)环境调摄:此种体质多形寒肢冷,喜暖怕凉,耐春夏不耐秋冬,故阳虚体质者尤应注重环境调摄,提高人体抵抗力。有人指出,若在夏季进行20~30次日光浴,每次15~20分钟所得的紫外线将能使用1年。对于年老及体弱之人,夏季不要在外露宿,不要让电扇直吹,亦不要在空调间停留过久。

3)加强体育锻炼:因为"动则生阳",春夏秋冬,每天进行1~2次,具体项目因体力而定。

4)饮食调养:多食有壮阳作用的食品,如羊肉、狗肉、鹿肉、鸡肉,根据"春夏养阳"的法则,夏日三伏,每伏可食羊肉附子汤一次,配合天地阳旺之时,以壮人体之阳。调养时,应以温阳食品为主。

羊肉性温,味甘,是温补佳品,有温中暖下、益气补虚的作用。阳虚之人宜在秋冬以后常食之,可以助元阳、补精血、益虚劳的温补强壮效果。

阳虚体质的人宜食味辛、性温热之食物,如薏苡仁、大蒜、葱、南瓜、韭菜等食物。

阳虚体质的人不宜吃空心菜、大白菜、白萝卜、百合、冬瓜、苦瓜、绿豆、茄子、茼蒿、菠菜等食物。

5)药物治疗:偏心阳虚者,宜用桂枝加附子汤;偏脾阳虚者,选理中汤;偏肾阳虚者,宜服金匮肾气丸。

3.气虚体质养生法

(1)体质特点　形体消瘦或偏胖,体倦乏力,面色苍白,语声低怯,常自汗出,且动则尤甚,心悸食少,舌淡苔白,脉虚弱,是其基本特征。若患病则诸症加重,或伴有气短懒言、咳喘无力;或食少腹胀、大便溏泄;或脱肛、子宫脱垂;或心悸怔忡、精神疲惫;或腰膝酸软、小便频多,男子滑精早泄、女子白带清稀。

(2)养生原则　补气养气,因肺主一身之气,肾藏元气,脾胃为"气生化之源",故脾、胃、肺、肾皆当温补。

(3)养生方法

1)气功锻炼:肾为元气之根,故气虚宜做养肾功;其功法如下。屈肘上举,端坐,两腿自然分开,双手屈肘侧举,手指伸直向上,与两耳平。然后,双手上举,以两胁部感觉有所牵动为度,随即复原,可连做10次。本动作对气短、吸气困难者,有缓解作用。

2)抛空:端坐,左臂自然屈肘,置于腿上,右臂屈肘,手掌向上,做抛物动作3~5次,然后,右臂放于腿上,左手做抛空动作,与右手动作相同,每日可做5遍。

3)荡腿:端坐,两脚自然下垂,先慢慢左右转动身体3次,然后,两脚悬空,前后摆动10余次。本动作可以活动腰、膝,具有益肾强腰的功效。

4)摩腰:端坐,宽衣,将腰带松开,双手相搓,以略觉发热为度;再将双手置于腰间,上下搓摩腰部,直到腰部感觉发热为止。搓摩腰部,实际上是对腰部命门穴、肾俞、气海俞、大肠俞等穴位的自我按摩,而这些穴位大多与肾脏有关。待搓至发热之时,可起到疏通经络、行气活血、温肾壮腰之作用。

5)"吹"字功:直立,双脚并拢,两手交叉上举过头,然后,弯腰,双手触地,继而下蹲,双手抱膝,心中默念"吹"字音,可连续做10余次,属于"六字诀"中的"吹"字功,常练可固肾气。

6)饮食调养:可常食粳米、糯米、小米、黄米、大麦、山药、莜麦、马铃薯、大枣、胡萝卜、香菇、豆腐、鸡肉、鹅肉、兔肉、鹌鹑、牛肉、狗肉、青鱼、鲢鱼。若气虚甚,当选用"人参莲肉汤"补养。《本草纲目》指出大枣、鲢鱼、葡萄、南瓜等具有益气养精的功效。

气虚体质的人最好吃一些甘温补气的食物，如粳米、糯米、小米等谷物都有养胃气的功效。山药、薏苡仁、黄豆、胡萝卜、香菇、鸡肉、牛肉等食物也有补气、健脾胃的功效。人参、党参、黄芪、白扁豆等中药也具有补气的功效，用这些中药和具有补气的食物做成药膳，常吃可以促使身体正气生长。

中年女性是较为常见出现气虚症状的人群，平时可以吃大枣、南瓜，多喝一些山药粥、鱼汤等，注意摄入优质蛋白对补气都大有好处。气虚与血虚同时出现，因此在注重补血时更要注重补气，以达到气血平衡。

气虚的人最好不要吃山楂、佛手、大蒜、香菜、胡椒、紫苏叶、薄荷、荷叶；不吃或少吃荞麦、柚子、生萝卜、橙子、砂仁、菊花。

7）药物养生：平素气虚之人宜常服金匮薯蓣丸。脾气虚，宜选四君子汤或参苓白术散；肺气虚，宜选补肺汤；肾气虚，多服肾气丸。

4.血虚体质养生法

（1）体质特点　面色苍白无华或萎黄、唇色淡白、头晕眼花、心悸失眠、手足发麻、舌质淡、脉细无力。

（2）养生方法

1）起居调摄：要谨防"久视伤血"，不可劳心过度。

2）饮食调养：可常食桑椹、荔枝、松子、黑木耳、菠菜、胡萝卜、猪肉、羊肉、牛肝、羊肝、甲鱼、海参、平鱼等食物，因为这些食物均有补血养血的作用。

3）药物养生：可常服当归补血汤、四物汤或归脾汤。若气血两虚，则须气血双补，选八珍汤。十全大补汤或人参养荣汤，亦可改汤为丸长期服用。

4）精神修养：血虚的人，时常精神不振、失眠、健忘、注意力不集中，故应振奋精神。当烦闷不安、情绪不佳时，可以听一听音乐，欣赏一下戏剧，观赏一场幽默的相声或哑剧，能使精神放松。

5.阳盛体质养生法

（1）体质特点　形体壮实，面赤时烦，声高气粗，喜凉怕热，口渴喜冷饮，小便热赤，大便熏臭为其特点。若病则易从阳化热，而见高热，脉洪大，大渴，饮冷等症。

（2）养生方法

1）精神修养：阳盛之人好动易发怒，故平日要加强道德修养和意志锻炼，培养良好的性格，用意识控制自己，遇到可怒之事，用理性克服情感上的冲动。

2）体育锻炼：积极参加体育活动，让多余阳气散发出去。游泳锻炼是首选项目，此外，跑步、练武术、打球等，也可根据爱好选择进行。

3)饮食调理:忌辛辣燥烈食物,如辣椒、姜、葱等,对于牛肉、狗肉、鸡肉、鹿肉等温阳食物宜少食用。可多食水果、蔬菜,像香蕉、西瓜、柿子、苦瓜、番茄、莲藕。酒性辛热上行,阳盛之人切忌酗酒。

4)药物调养:可以常用菊花、苦丁茶沸水泡服。大便干燥者,用麻子仁丸或润肠丸;口干舌燥者,用麦门冬汤;心烦易怒者,宜服丹栀逍遥散。

6. 血瘀体质养生法

(1)体质特点 面色晦滞,口唇色暗,眼眶暗黑,肌肤甲错,易出血,舌紫暗或有瘀点,脉细涩或结代。若病则上述特征加重,可有头、胸、胁、少腹或四肢等处刺痛。口唇青紫或有出血倾向、吐血、便黑等,或腹内有症瘕积块,妇女痛经、经闭、崩漏等。

(2)养生方法

1)运动锻炼:多做有益于心脏血脉的活动,如各种舞蹈。太极拳、八段锦、动桩功、长寿功、内养操、保健按摩术,均可实施,总以全身各部都能活动,以助气血运行为原则。

2)饮食调理:可常食桃仁、油菜、山慈菇、黑大豆等具有活血祛瘀作用的食物,酒可少量常饮,醋可多吃。山楂粥、花生粥亦颇相宜。比如多吃山楂与油菜、桃仁、黑大豆等具有活血祛瘀作用的食物。因为它们都有消食健胃、活血化瘀、补血益气等作用。不要吃过度寒凉的食物,如冰品、西瓜、冬瓜、丝瓜、大白菜等。此外保持好心情和适当的运动。

3)药物养生:可选用活血养血之品,如地黄、丹参、川芎、当归、五加皮、地榆、续断、茺蔚子等。

4)精神调养:调养应该调整心绪,使血脉通畅。血瘀体质在精神调养上,要培养乐观的情绪。精神愉快则气血和畅,营卫流通,有利于血瘀体质的改善。反之,苦闷、忧郁则可加重血瘀倾向。

7. 痰湿体质养生法

(1)体质特点 形体肥胖、嗜食肥甘、神倦、懒动、嗜睡、身重如裹、口中黏腻或便溏、脉濡而滑、舌体胖、苔滑腻。若病则胸脘痞闷,咳喘痰多;或食少,恶心呕吐,大便溏泄;或四肢浮肿,按之凹陷,小便不利或混浊;或头身困重,关节疼痛重着、肌肤麻木不仁;或妇女白带过多。

(2)养生方法

1)环境调摄:不宜居住在潮湿的环境里;在阴雨季节,要注意湿邪的侵袭。

2)饮食调理:饮食方面少食肥甘厚味,酒类不宜多饮,且勿过饱。多吃些蔬菜、水果,《本草纲目》上记载了一些具有健脾利湿、化痰祛痰的食物如紫菜、海蜇、枇杷、白果、大枣、扁豆、赤小豆、蚕豆等。

　　痰湿体质的人宜食味淡、性温平之食物,如薏苡仁、茼蒿、洋葱、白萝卜、韭菜、香菜等,不要吃豌豆、南瓜等食物。喝点陈皮茶,陈皮可以开胃化痰。

　　少食肥甘厚味,酒类也不宜多饮,且勿过饱。多吃些蔬菜、水果,尤其是一些具有健脾利湿、化痰祛痰的食物,更应多食,如白萝卜、荸荠、紫菜、海蜇、洋葱、枇杷、白果、大枣、扁豆、薏苡仁、赤小豆、蚕豆、包菜等。

　　3)运动锻炼:痰湿之体质,多形体肥胖,身重易倦,故应长期坚持体育锻炼,散步、慢跑、球类活动、游泳、武术、八段锦、五禽戏,以及各种舞蹈,均可选择。活动量应逐渐增强,让疏松的皮肉逐渐转变成结实、致密的肌肉。气功方面,以动桩功、保健功、长寿功为宜,加强运气功法。

　　4)药物养生:痰湿之生,与肺、脾、肾三脏关系最为密切,故重点在于调补肺、脾、肾三脏。若因肺失宣降,津失输布,液聚生痰者,当宣肺化痰,方选二陈汤;若因脾不健运,湿聚成痰者,当健脾化痰,方选六君子汤或香砂六君子汤;若肾虚不能制水,水泛为痰者,当温阳化痰,方选金匮肾气丸。

　　8.气郁体质养生法

　　(1)体质特点　形体消瘦或偏胖,面色苍暗或萎黄,平素性情急躁易怒,易于激动,或忧郁寡欢,胸闷不舒,时欲太息,舌淡红,苔白,脉弦。若病则胸胁胀痛或窜痛;或乳房小腹胀痛,月经不调,痛经;或咽中梗阻,如有异物;或颈项瘿瘤;或胃脘胀痛,泛吐酸水,呃逆嗳气;或腹痛肠鸣,大便泄利不爽;或气上冲逆,头痛眩晕,昏仆吐衄。

　　(2)养生方法

　　1)调摄情志:此种人性格内向,神情常处于抑郁状态,根据《黄帝内经》"喜胜忧"的原则,应主动寻求快乐,多参加社会活动、集体文娱活动,常看喜剧、听相声,以及富有鼓励、激励意义的电影、电视,勿看悲剧、苦剧。多听轻快、开朗、激动的音乐,以提高情志。多读积极的、鼓励的、富有乐趣的、展现美好生活前景的书籍,以培养开朗、豁达的意识,在名利上不计较得失,知足常乐。

　　2)体育锻炼及旅游活动:因体育和旅游活动均能运动身体,流通气血,既欣赏了自然美景,调剂了精神,呼吸了新鲜空气,又能沐浴阳光,增强体质。气功方面,以强壮功、保健功、动桩功为宜,着重锻炼呼吐纳功法,以开导郁滞。

　　3)饮食调理:李时珍认为调养时要多吃一些有行气、疏肝、解郁、消食、醒神作用的食物。比如多吃驴肉,《日华子本草》中指出"驴肉,解心烦,止疯狂";如佛手、橙子、香橼、橘皮、韭菜、大蒜、高粱、豌豆等,以及一些活气的食物;如桃仁、油菜、黑大豆等,醋也可以多吃一些,山楂粥、花生粥也颇相宜。忌辛辣、咖啡、浓茶等刺激品,少时肥甘厚味的食物。少量饮酒,以活动血脉,提高情绪。

4)药物养生:常用以香附、乌药、川楝子、小茴香、青皮、郁金等疏肝理气解郁的药为主组成的方剂,如越鞠丸等。若气郁引起血瘀,当配伍活血化瘀药。

9.平和体质养生法　这种体质的人精力充沛,肤色润泽,头发稠密有光泽,目光有神,唇色红润,不易疲劳,耐寒热能力强,睡眠、食欲良好,适应环境能力较强。这种人身体阴平阳秘,身体阴阳平衡,基本上不用进补,只要维持良好的生活习惯就好。

对于平和体质的人养生保健宜饮食调理而不宜药补,饮食要谨和五味,饮食宜清淡,不宜有偏嗜。应注意自然界的四时阴阳变化,顺应变化以保持自身与自然界的整体阴阳平衡。酌量选食具有缓补阴阳作用的食物,以增强体质。平和体质的人春季阳气初生宜食辛温发散之品,韭菜、香菜、豆豉、猪肉等。夏季心火当令,宜多食辛味助肺以制心,饮食应清淡不宜食肥甘厚味;宜食黄瓜、苦瓜、丝瓜、西瓜、桃、梨、绿豆、鸡肉、鸭肉等。秋季干燥易伤津液,宜食性润之品以生津液,不宜吃辛散之品;宜食银耳、梨、白扁豆、鸭肉、猪肉等。冬季阳气衰微,故宜食温补之品以保护阳气,而不宜食寒凉之品;宜食板栗、大白菜、枣、黑豆、刀豆、羊肉、狗肉等。最佳状态,每天喝一杯生姜大枣茶,以增强体质。

10.特禀体质养生法

(1)体质特点　这种体质又称"过敏体质",比如对花粉、食物、动物毛发等过敏,环境适应能力差。调养时,应注意饮食要清淡,不要吃一些刺激性食物。比如大枣能抗过敏,促进身体排毒代谢,建议经常喝党参大枣茶。另外要讲究卫生,远离变应原。

(2)养生方法　饮食宜清淡、均衡,粗细粮搭配适当,荤素配伍合理。多食益气固表食物,少食荞麦、蚕豆、白扁豆、牛肉、鹅肉、鱼、虾、蟹、酒、浓茶、咖啡等辛辣之品、腥膻发物及含致敏物质的食物。

二、顺应四时 四季养生

(一)四季养生的概念

四季养生,是指按照一年四季气候阴阳变化的规律和特点进行调养,从而达到养生和延年益寿的目的。四季春、夏、秋、冬,四时寒热温凉的变化,是一年中阴阳消长形成的。冬至阳生,由春到夏是阳长阴消的过程,所以有春之温,夏之热;夏至阴生,由秋至冬是阴长阳消的过程,所以有秋之凉、冬之寒。人类作为自然界的一部分,不能脱离客观自然条件而生存,而要顺应四时的变化以调摄人体,以达到阴阳平衡、脏腑协调、气血充盛、经络通达、情志舒畅的养生保健目的。

(二)张仲景四时顺天养生理论

一年四季,更迭交替。不同季节,其易感疾病亦不同。中医学认为人以天地之气生,四时之法成(《素问·宝命全形论》),人与自然界是统一的整体,必须适应四时阴阳的变化规律。四时养生防病是中医的重要方法,正如《灵枢·本神》所言:"故智者之养生也,必顺四时而适寒暑……如是,则僻邪不至,长生久视。"只有顺应四时的节气变化,才能很好地养生防病。季节不同,预防方法不同,预防内容也不同。

张仲景很重视天地阴阳变化、寒暑消长对人的影响,主张人应该顺应四时阴阳以养生,而不可逆之,否则便会发生疾病。如《伤寒论·伤寒例》说:"君子春夏养阳,秋冬养阴,顺天地之刚柔也。"如果不顺天养生,必定致生疾病。"小人触冒(即逆天地阴阳而动),必婴暴疹",暴疹是感受外邪导致的急性病。其实,如果不顺天地阴阳(即仲景所言天地之刚柔),久之也可能危害身体健康,导致各种慢性病的发生。

张仲景在其著作中常常提到,人体的生理病理变化受到天地阴阳变化的影响,这方面的内容甚为丰富。如《金匮要略·脏腑经络先后病脉证》说:"夫人禀五常,因风气而生长。"其意思是人天地之气而生,亦赖天地之气而长。但是,又说:"风气虽能生万物,亦能害万物,如水能浮舟,亦能覆舟。"天地之气也是一把双刃剑,顺之则万物生,逆之则灾害生。仲景又说:"人之脉象春弦秋浮,冬沉夏洪。"(《伤寒论·平脉法第二》)脉象反映着脏腑功能的变化是阴阳气血升降浮沉、盛衰消长的体现,而究其根本根源,实际上是天地阴阳变化对人体影响的体现。不仅脉象与天地阴阳相应,在疾病情况下,症状也与阴阳相应。《金匮要略·血痹虚劳病脉证并治》曰:"劳之为病,其脉浮大,手足烦,春夏剧,秋冬瘥。"《金匮要略·惊悸吐下血胸满瘀血病脉证治》曰:"从春至夏者太阳,从秋至冬者阳明。"

张仲景根据《黄帝内经》天人相应的观点,总结出人是大自然的产物,人的生命活动和生理活动与自然界彼此协调,相互融合,相互影响,相互适应,在方方面面都与大自然保持高度的协调。现代生物医学观察表明,人体体温、血压、呼吸节律、心脉频率、血糖含量、基础代谢强度、激素分泌等都与自然阴阳变化包括昼夜交替密切相关。人体对各种外界环境的变化形成了一系列的自我调节适应机制。张仲景从中医整体观念及天人相应的观点出发,提出顺天养生的原则,对四时养生很有指导意义。

张仲景提出了顺天养生的基本原则。在《伤寒论》和《金匮要略》中的论述有以下 3 个方面的内容。

1. 顺应自然寒暑气温变化　仲景说:"春气温和,夏气暑热,秋气清凉,冬气冰冽。"又曰:"夏月热盛,冬月寒盛。"由于酷暑严寒最能伤人,故人宜好生将养,夏月宜注意防暑,避免暑热伤人。冬天注意保暖,避免严寒伤人。又夏日出汗是人体的散热过程,当汗出之时,不要用冷水洗身,以免热气及湿气留滞不散。醉酒后尤其要注意这一点,因为酒为湿热之物,若得汗出,湿热能发散于外,否则可能留结于里而生病焉。仲景在《金匮要略·果实菜谷禁忌并治》讲:"夏月大醉汗流,不得冷水洗着身,及使扇,即成病。"

2. 时间与饮食　如《金匮要略》指出:食动物内脏时"春不食肝,夏不食心,秋不食肺,冬不食肾,四季不食脾"。

3. 时间与服药　人病之后或要服药。热者宜治以寒,寒者宜治以热,这是最为基本的原则。不过在用药剂量上,医生应该根据天时阴阳的盛衰,以度人体阴阳的盛衰及寒热的多少,从而决定药物的剂量,或加佐药监制之,甚或更换方剂,这样就可以避免损伤人体阴阳之气,如此处理也有益于养生。如张仲景论白虎加人参汤,此方立夏后,立秋前乃可服。立秋后不可服。正月、二月、三月尚凛冷,亦不可与服之,与之则呕利而腹痛。

(三)四季养生方法

1. 春季　春为四时之首,万象更新之始,在这个阴阳交替的季节里,养生尤为重要,顺应节气特点养生,可以为接下来的一整年都打下良好的基础。

(1)春令主生　《黄帝内经》有云:"春三月,此谓发陈。天地俱生,万物以荣,夜卧早起,广步于庭,被发缓形,以使志生,生而勿杀,予而勿夺,赏而勿罚,此春气之应,养生之道也。"春季的三个月,春回大地,万物复苏,小草吐绿,柳树发芽,百花争艳,大自然一片欣欣向荣之象。此时自然界阳气开始升发,新陈代谢开始,人与天地相应,所以人体阳气也顺应自然,向上、向外疏发,发散冬季郁积在人体之气。阳气是人之根本,我们应顺应升发的趋势,保护人体上升的阳气,"动起来"是春季养生的关键。

1)早睡早起:春季晚上不要睡得太迟,早上要早起,养成早睡早起的习惯,以适应自然界的升发之气,这时千万不可贪睡懒觉,因为这不利于阳气升发。为了适应这种气候特点,起床后宜披散着头发,松开衣扣,舒展形体,在庭院中缓步慢行。

2)多伸懒腰:中医学认为,人卧则血归于肝,人动则血流于诸经。经过一夜睡眠后,人体松软懈怠,气血周流缓慢,方醒之时,总觉懒散无力。若四肢舒展,伸腰展腹,全身肌肉用力,并配以深吸、深呼,则有吐故纳新、行气活血、通畅经络关节、振奋精神的作用,可以解乏、醒神、增气力、活肢节,同时激发肝脏功能,符合春季养肝之道。所以提倡春季早起多伸伸懒腰,以解春困。与伸懒腰相同的是广播体操的扩胸运动和体转运动或是八段锦中的"双手托天理三焦",可以适当加做这几个动作。

3)踏青出游:寒冷冬季里,人体处于闭藏的状态,外出活动减少,脏腑功能闭而不展;而春天的郊野空气清新,花红叶绿,百鸟争鸣,此时出外踏青,有助于脏腑功能的升发,且置身于如此优美的大自然中,心情自然舒畅起来。自古以来,人们就有踏青春游的风俗,这不失为春季养生的好方法。

4)放风筝:放风筝是集休闲、娱乐和锻炼为一体的养生方式。一线在手,举首仰目看风筝乘风高升,随风翻飞,实在是一件快事。风筝放飞时,人不停地跑动、牵线、控制,通过手、眼的配合和四肢的活动,以达到疏通经络、调和气血、强身健体的目的。看风筝高飞,眼睛一直盯着风筝远眺,可以使眼肌得到调节,疲劳得以消除。中医讲肝开窍于目,养护眼目则肝气亦可得以舒展和保养。

5)勤练八段锦:肝主疏泄、藏血、情志,开窍于目,在体合筋,其华在爪,在志为怒。八段锦中第一节"双手托天理三焦"、第二节"左右开工似射雕"及第七节"攒拳怒目增气力",这一系列伸展、旋转、出拳等动作可达到疏肝理气、升阳通脉、调畅情志的作用。

(2)春季养护

1)养肝:在五行学说中,肝属木,肝主升发,与春相应。如果春季养生不当,易伤肝气。春季养肝得法,将带来整年的健康安寿。为适应季节气候的变化,保持人体的健康,在日常生活中应当注意以养肝为先。

首先,情绪上要乐观、愉快,不宜抑郁或暴怒,保持心情豁达、开朗、淡定、坦然,肝气就能舒畅,气旺则血和,血和则健康。

其次,生活作息要规律,养成良好的养生习惯。介绍几种比较简便易行的养肝方法。①卧姿养肝法。即仰卧,头东足西,舌抵上腭,闭口闭目,鼓漱30次,使口中津液逐渐增多,待津液满口时,缓慢咽下。此法对于老年人春季津液不足之口干舌燥、皮肤干燥等均有作用。②"嘘"字练肝法。本法是我国古代静气功——六字诀之一。方法是：两目睁开，摒弃杂念，口吐鼻取，呼气时默念"嘘"字音，要求声音低沉有力。"嘘"字诀可以清肝明目、疏肝理气，有助于增强食欲，治疗两目干涩、头目眩晕等症。

2) 养阳：阳气对人体起着保卫作用，可使人体坚固，免受自然界六淫之气的侵袭。春季养生必须掌握春令之升发舒畅的特点，注意保护体内的阳气，使之不断充沛，逐渐旺盛起来，凡有耗伤阳气及阻碍阳气的情况皆应避免。所谓"春夏养阳"就是这个意思。故相应的养生原则就是养阳气，助阳升发。

春季气温多变，乍暖还寒，如果过早地骤减衣物，一旦寒气袭来，则容易造成机体功能失调，导致各种疾病。所以"春捂"习惯要保持，衣服宜渐减，穿衣宜"下厚上薄"，以适应春天生机勃发的特点。体质虚弱的人要特别注意背部保暖。

春季在饮食方面，宜多吃些豆芽、香椿芽及可食用的鲜嫩野菜，因此类食物具有升发之气，有助于肝气及阳气的升发。此外，要少吃黄瓜、冬瓜、绿豆等寒性食物，它们会阻碍体内阳气的升发。肾阳为人体阳气之根，且春季人体阳气充实于体表，而体内阳气则显得不足，因此应适当地吃些培补肾阳的温性食物，如大葱、生姜、大蒜、韭菜、洋葱等。

(3) 春季预防　春季的气温、气压、气流、湿度等气候要素的变化最让人捉摸不定，因而常出现许多疾病的复发或罹患新病的情况。同时，人体生理状态正处于调适过程中，尚处于滞后和低潮状态，忽冷忽热，易使人体的血管反复收缩、扩张，很不稳定，对高血压病、心脏病患者的危害极大，易诱发中风、心绞痛或心肌梗死等。花粉颗粒、杨柳絮、尘埃、尘螨、真菌等最容易诱发过敏性体质者出现变态反应，产生各种过敏性疾病，特禀质之人尤当注意防范。另外，春季比冬季夜短，阳气向外，易出现"春困"。

1) 感冒：春季风气当令，是多风的季节，风为百病之首，对于一些体质较为虚弱的人来讲，风性清扬，风邪容易从口鼻或皮毛而入。《素问·太阴阳明论篇》说"伤于风者上先受之"，肺脏如同人的帽子，其位置最高，开窍在鼻，主管呼吸之职，外主皮毛，因其性娇气，不耐邪侵，故外邪从口鼻、皮毛入侵，肺卫首当其冲，从而易引起感冒、发热、咳嗽等疾病。所以春季预防感冒和肺炎，最重要的生活保健经验有以下几点：一是平时进行适当的体育锻炼，增强体质，提高机体自身的抗病能力；二是生活要有规律，注意休息，防止着凉感冒；三是老年人或体质虚弱者尽可能少到人群密集的场所去，室内要经常通风，保持空气清新；四是要养成良好的生活习惯，对有糖尿病、慢性支气管炎、肺结核、冠心病及慢性心力衰竭的患者尤为重要。

2）胃病：肝旺于春。根据五行理论，木克土，旺盛的肝气会抑制脾胃的功能，而老胃病的患者本来就处于脾胃虚弱的状态，容易消化不良，若再加上初春受寒，饮食失调，或劳累过度，多种因素联合起来，老胃病就容易复发。胃病一般缠绵难愈，所以春季对于胃病患者来说，预防重于治疗。

在预防中要做到以下几点。一是精神上，要放松心情，消除紧张。二是饮食上，要少食多餐，定时定量，吃富含营养、低脂、易消化的食物，忌生冷黏腻、辛辣刺激、过浓过咸的食物。三是起居上，要保证休息。四是药物和食物调理，慢性胃病患者，若属于脾胃虚寒型，平素可以食用生姜糯米砂仁粥调理脾胃，发病时可以服用附子理中丸或桂附理中丸治疗；若属于肝气犯胃型，平时可以服用佛手陈皮粥，发病时可以服用舒肝健胃丸或逍遥丸治疗。韭菜、蒜苗、生葱、茴香等温热之品，味辛过重，易助肝旺，故胃痛的患者不宜多吃。

自我常用保健穴：中脘、内关、足三里穴。用示指或拇指按揉中脘、内关、足三里穴，以感到穴位处有酸胀感为度，每穴每次按揉 5～10 分钟，每日一次。或用艾条温和灸中脘、内关、足三里穴，艾条距离皮肤约 2 厘米，以皮肤感到温热舒适，每穴每次灸 5 分钟，隔日一次。如此可健脾胃以预防脾胃之病。

3）传染病：春季气温上升，细菌、病毒随之繁殖生长。加上春天人们户外活动增加，使得这一季节的流感、肺炎、流脑、肝炎等流行性、感染性疾病发病增加，所以要随时注意避开此类邪气。避免疾病流行期间到人多拥挤的公共场所，注意饮食卫生，保持室内空气流通，必要时用食醋熏蒸消毒等。此外，要坚持锻炼身体，可根据自己年龄、体质，选择慢跑、散步、做保健操等适当的锻炼项目，以增强抵抗力。

4）高血压病：春气通于肝。春季肝气旺盛而升发，如果肝气升发太过或是肝气郁结，都易损伤肝脏，肝阳上亢，阳升风动，导致眩晕、血压升高，所以高血压病患者在春季要注意清淡饮食，避免情绪激动，保证充足的睡眠，规律服用降压药，以顺应自然，平安健康地度过冷热交替的春季。

自我常用保健穴：百会、风池、合谷、太冲穴。用拇指按揉百会、风池、合谷、太冲穴，以感到穴位处有酸胀感为度，每穴每次按揉 5～10 分钟，每日一次。如此可潜阳息风，很好地预防高血压病。

5）中风：春季阳气升发，此时部分老年人阴血亏虚、阴不制阳，内风动越，携痰浊、瘀血上扰清窍，容易突发中风。所以在早春时节，温差较大的日子里，老年人一定要随时注意气候的变化，增减衣服。同时，已患有高血压病的患者一定要定时监测血压的变化情况，出现异常尽早就医。一旦出现中风先兆，应立即卧床休息，保持镇静，避免紧张，打急救电话或就近就医，尽量减少移动,头颈应偏向一侧,以免突然呕吐引起窒息。

自我常用保健穴:百会、风池、涌泉、太溪穴。用拇指按揉百会、风池、涌泉、太溪穴,以感到穴位处有酸胀感为度,每穴每次按揉5~10分钟,每日一次。或用两手掌分别搓对侧涌泉穴,至足底发热为度,每日一次。如此可滋阴潜阳以预防中风。

(4)春季按节气养生 春季是指我国农历的立春到立夏前这一段时间,春季最重要的节气是春分,所谓"春分秋分,昼夜平分",由于春分这天正好昼夜平分,阴阳各半,此时的节气特点是阴阳平衡,故养生也要顺应此时的节气特点,要讲求"平和",以和为贵,以平为期,"阴平阳秘,精神乃治"。故此,饮食上味勿过偏,量勿过饱,温勿过热;运动上勿过劳;精神上宜舒畅。

此外,春季的重要节气还有很多,如立春、二月二、惊蛰、清明等。立春的打春是提示肝气当令的时间到了,从起居、饮食、情志、运动等方面都应开始注意,也有吃春饼的民俗流传至今。惊蛰是一年当中万物复苏之始,虫类开始活动,提示人们在起居方面应注意防虫类及动物对人体的伤害。民俗有二月二可理发,是生而勿杀、宣发阳气养生理念的一种体现。

清明节是一个很重要的节气,清明一到,气温升高,正是春耕春种的大好时节,故有"清明前后,种瓜点豆"的农谚。我国传统的清明节大约始于周代,已有2 500多年的历史。由于清明与寒食节的日子接近,而寒食是民间禁火扫墓的日子,渐渐地,寒食与清明就合二为一了,而寒食既成为清明的别称,也变成清明时节的一个习俗。清明之日不动烟火,只吃凉的食物,从养生的角度讲是防止肝阳过盛。

清明节的习俗有荡秋千、蹴鞠、踏青、植树和放风筝。荡秋千可以疏发肝气,从而增进健康。鞠是一种皮球,蹴鞠,就是中国式足球,这是古代清明节时人们喜爱的一种游戏。踏青又叫春游,古时叫探春、寻春等。四月清明,春回大地,自然界到处呈现一派生机勃勃的景象,正是郊游的大好时光。

2.夏季

(1)夏季主长 长即生长、成长、壮大。夏季气候炎热,万物滋长,草木茂盛,能量外发,是一年中阳气最盛的季节。此时天气下济,地热上蒸,天地之气充分交合,其间清气充实,可谓自然界万物生长最茂盛、最华美的季节。天人相应,此时人体生理亦表现为"长"的趋势,皮肤毛孔开泄,阳气宣发于外,气血旺盛,气机宣畅,通泄自如,精神饱满,情绪外向,总体上显现出阳气充盛、万物华实的特点。这一切都是为了秋收和冬藏做准备。在养生中,我们应该让阳气进一步生长、充实。

1)晚睡早起:夏季应该晚睡早起,以顺应自然界阳盛阴虚的特点,不要厌恶长日,同时要适当午睡以补充睡眠的不足。午睡一般应在午餐后15~

30 分钟,午睡时间不宜过长,以 60~90 分钟为宜。

2)静养勿躁:夏季天气炎热,人们很容易烦躁,因此心理养生不可忽视。首先要做到心静,心静自然凉,宜清心寡欲,保持平和心态和愉悦心情,不要发怒,正如古人所说的"静养勿躁",这样才能使气机宣畅、通泄自如,避免因情志诱发心病。

(2)长夏主湿　中医学认为,夏季之中有长夏,长夏是夏秋之交的多雨季节,大约在阴历六七月,与人体五脏中的脾气相通。长夏包括大暑、立秋、处暑、白露 4 个节气,是一年中最热的季节,俗话说:"大暑小暑,上蒸下煮。"

"湿"是长夏的主气。长夏的气候特点可用"天阳下逼,地气上蒸"来形容。"天阳下逼",突出了一个"热"字。"地气上蒸",突出了一个"湿"字。长夏属土,而脾也属土,长夏的气候特点是暑湿,暑湿与脾土关系最为密切。长夏季节天气闷热,阴雨连绵,空气潮湿,人最易出现脾虚湿困。然而脾喜燥恶湿,一旦受损,则脾气不能正常运化,而使气机不畅。表现为消化吸收功能低下,临床可见脘腹胀满、食欲不振、口淡无味、胸闷欲吐、大便稀溏。因此,长夏养生的关键就是除湿,通过除湿能起到养脾的作用。

1)食疗:饮食上宜清淡适量,当戒油腻,少食生冷,免伤脾胃。同时应多吃一些健脾祛湿的食物,如白术、山药、薏苡仁、白扁豆、胡萝卜、花生、土豆。多食豆类,如黑豆、赤小豆、荷兰豆等。可用芳香清热之品来醒脾,如用薄荷、藿香、佩兰泡水喝或自制香包佩带身上。可吃些清暑利湿之品,如绿豆汤、绿茶、荷叶粥、芦根、竹叶、西瓜等。

2)起居:潮湿、阴暗、空气污浊的地方对身体不利,要尽量趋利避害。长夏时节,古人有坐草垫的习俗,以免身体为潮气所侵袭。

长夏起居要保证子时酣眠,午时小睡,夜卧早起,顺从自然阴阳消长的特点,天人合一,休闲自在。

自我常用保健穴:丰隆、阴陵泉、三阴交穴。用拇指按揉丰隆、阴陵泉、三阴交穴,以穴位有酸胀感为度,每穴每次按揉 5~10 分钟,每日一次。如此以健脾利湿。

3)五防

一要防"火":长夏是全年最热的时期。炎热会直接影响机体阴阳平衡,出现口苦、目赤、头眩、纳少等症,俗称"上火"。上火有外火与内火之别。"外火"乃灼热阳光辐射所致,可引起皮疹或中暑。为了预防"夏季高温病",在闲暇时间,可拍打按摩腋窝、肘窝、肚脐窝、腰骶窝等处,以防中暑。同时,可服藿香正气水、六一散、仁丹等解暑药或具有解暑作用的茶,外用清凉油、风油精。防暑清凉茶由香薷、佩兰、绿茶组成,每日 10~20 g,开水浸泡,放温凉后饮用,可化湿防暑;菊花茶由菊花、金银花、甘草组成,每日 10~20 g;绿茶适量,作用偏于清凉、泻火;白茅根茶由白茅根、淡竹叶、甘草组成,每日10～20 g。"内火"即机体阴阳失调而出现内热的症状,临床表现为尿赤、口舌生疮、咳嗽、咽喉肿痛等。预防措施是多喝水,保持心情舒畅,多吃苦味食物及饮料,如苦瓜、菊花、苦荞麦等。

二要防寒:长夏过于贪凉便会引起夏寒。过食生冷,必伤中阳,导致腹胀、恶心、呕吐、腹泻。过分贪图凉快则易引起感冒,也可能受寒邪侵袭而中"阴暑",也叫"发痧"。老年人受夏寒还可能诱发中风。因此,长夏之时,切不可过分贪凉,如在热极时用冷水浇身,大量吞食冰糕、冷饮,开着风扇入睡等。随着生活水平的提高,空调几乎成为夏天必不可少的电器。由于室内外温差不宜相差太大,故空调的温度调到 26 ℃左右即可。风扇不宜长时间直接吹。

三要防晒:除了涂在身上的防晒用品,建议出门带一把遮阳伞。还可以用调节饮食来防晒,如多吃西红柿、橘子、鸡肉、瘦猪肉、蛋黄、鱼、虾、花生、大豆及其制品等,少食芹菜、菠菜等。

四要防疫病:长夏天气炎热潮湿,适宜致病微生物生长。一旦食入被污染及变质的食物,容易发生痢疾、食物中毒等,所以要特别注意。

五要适当运动:坚持练习五禽戏中的熊戏,可健脾益气,改善消化功能,适合长夏时节运用。

总之,夏季养生的关键在于保养人体的阳气,调养心脾,宁心静气,清静度夏,为秋冬打下良好的基础。

(3)夏季养护

1)养心:中医学认为,夏属火,其性热,通于心,主长养,暑邪当令。夏季在五行中属火,心在五行中也属火,同气相求,夏季与心气相通,而"心恶热",所以暑热之邪最容易伤心,常导致心病,出现心神不安、心悸失眠、头晕目眩等症状。"心"并非完全是现代医学里"心脏"的概念,中医学认为心主血脉、主神志,它是包括心脏在内"主神"的整个神经系统,甚至精神心理因素。同时中医学认为"汗为心之液",夏季适量地出汗,可以宣发阳气,但汗液大量排泄,不仅会损伤心气,还会导致心阴虚,这样更容易受到暑热邪气的侵犯,所以夏季应注重养心。

夏季养心应适量多吃苦味食物,"苦入心",如苦瓜、绿茶等。同时可酌情吃些养心安神之品,如茯苓、莲子、百合等。夏季,人体阳气发泄于表,容易表现为神浮气躁、心神涣散,这时可以吃些酸性食物以收敛神气,如番茄、柠檬、草莓、乌梅、葡萄等。夏季是各种瓜果盛产的季节,多吃当季的食物,是最好不过的了。

夏季要适量运动,应以运动后适当出汗为宜,使得阳气升发、邪毒外排。

可以选择在比较凉快的早晚锻炼,如练太极拳、五禽戏、八段锦等,或练六字诀中的"呵"字诀以疏心气,场地宜选择在河湖水边、公园庭院等空气新鲜的地方,总之要多亲近大自然。应避免运动量过大、出汗过多而损伤心阴。

自我常用保健穴:内关、阴郄、复溜穴。用拇指按揉内关、阴郄、复溜穴,以穴位有酸胀感为度,每穴每次按揉 5 ~ 10 分钟,每日一次。如此可滋养心阴。

2)养阳:春夏养阳,是中医因时制宜养生的原则之一,是中医四季养生的基本原则。春时阳生,夏时阳盛,夏季也是人体阳气最旺之时。因此,人们很容易忽视养阳。殊不知,夏时阳极盛,暑热邪盛,大热耗气,气者阳也,故大热伤人体之阳。再者,夏季人体阳气浮于表而虚于里,人们又往往贪凉饮冷,容易损伤脾肾之阳。因此,夏季养阳十分必要。一方面,既要善处阴凉以避大热,又要顺时而养,让皮肤毛孔开泄,阳气宣发,勿长时间待在低温空调房中致使闭汗。另一方面,要避免贪凉饮冷,避湿露,避寒湿,以免损伤人体脾肾之阳气。固有"冬吃萝卜夏吃姜,不劳医生开处方"的谚语。冬病夏治对一些在冬天发作的过敏性疾病、关节炎、慢性脾胃疾病,在夏天进行穴位敷贴疗法,可以取得较好疗效。

(4)夏季预防 夏季阳气最盛,万物生长,当然也包括致病微生物,是疫病、泄泻、中暑等疾病的发病高峰期。因此,我们在夏季养生的同时,也要注意夏季疾病的预防和身体保健。

1)中暑:夏季人体阳气开泄,容易出汗,而夏季气候特点是高温和高湿。在此环境中长时间工作或强体力劳动又无充分防暑降温措施时,出汗过多,津液不足,易损伤心阳及心阴,出现头晕、头痛、心慌、口渴、恶心、呕吐、晕厥或神志模糊、抽搐、烦躁不安或昏迷等中暑症状。此外,在室温较高、通风不良的环境中,年老体弱、肥胖者也易发生中暑。

2)泄泻:泄泻也是夏季的高发病,饮食不卫生或无节制,过食生冷或贪凉饮冷等损伤脾胃,脾胃阳气受损而发生泄泻。

3)老年人中风:夏季人体出汗较多,中医学认为"血汗同源"。老年人体内水分比年轻人要少,出汗后血液容易黏稠而运行不畅,即中医学所说的"因虚而瘀"。同时,由于老年人心气不足,无力推动血液运行而易生瘀,所以对患有高血压病、高脂血症等心脑血管疾病的老年人来说,夏季发生中风的概率自然增高。预防则首要注意补充水分,因老年人生理反应迟钝,故要做到及时补水"不渴时也常喝水"。此外,可量力而行,做一些简单的中医养生功法,如练八段锦、太极拳等,以促进气血的运行。

(5)夏季按节气养生 夏至是一年中昼最长、夜最短的日子,昼为阳,夜为阴,因此也是阳气最盛之日。物极必反,故以夏至为转折点,阴气开始生长,谓"夏至一阴生"。在夏至时开始养护阴气、阴精、阴血是养生的重要内容之一。《礼记》记载:"夏至到,鹿角解。"夏至虽然是阳气最盛之日,但并不是人们感觉最热的时候,因为阳气从释放到聚集还有一段时间,夏至后再过二三十天,就会进入"三伏天",三伏天才是最闷热的时候。因此,夏至是提醒人们即将进入暑湿交蒸的三伏天,可采取相应的防暑降温及养生措施。

3.秋季　秋季养生很关键,因为秋季是由漫长酷暑转入寒冬的短暂交替,如秋季养生得当,可为安然度过寒冬做好充分的准备,使得正气存内,病邪不生。

(1)秋令主收　秋风渐来,天高气爽,暑湿之气一扫而光,而自然界也呈现一派丰收的景象。因此顺应天地自然之气,人体生理呈现收敛、内收的趋势。此时人体汗出减少,呈现干燥之象。

1)早睡早起:秋季天地阳气日衰,阴寒内生,即白天逐渐缩短,而黑夜逐渐变长,因此在秋季人们应该早睡早起,起床时间要比春季稍迟一些。刚刚经历了酷暑的煎熬,进入秋凉后,机体正处于生理性休整阶段,一般人都有疲乏困倦、昏昏欲睡的"秋乏"现象,可以通过适当增加睡眠、减少剧烈运动来休养生息。

2)适度秋冻:我国自古以来就有"春捂秋冻"的说法,即随着秋季气温逐渐转凉,不宜过早、过多地增加衣服,宜锻炼机体的耐寒能力。但秋冻也应适度。初秋不宜过多、过早地添加衣服,以便使机体逐步适应凉爽的气候;而晚秋天气较凉,既不要骤然加衣太多,避免出汗后着凉,也不能冻得生病,总而言之,衣服应渐渐加厚。

3)乐观平和:由于秋季万物逐渐萧条,树木凋零,花草开始枯萎,人易伤感,出现"秋愁"情绪,因此在秋季当以调养精神、培养乐观情绪为主。以宽容、平和的心态对待一切事物,以理智的眼光看待自然界的变化,以顺应秋季收敛肃杀之性,平静地度过一秋。秋季可以极目远眺、感天地之宽广;可以登高览胜,赏菊品果;可以聚友煮茶,烹蟹饮酒,抒情以解秋愁。

4)登高远眺:秋高气爽,能见度好,宜登高远眺,聚友欢笑,以抒胸臆。此外,秋季晨起可在空气新鲜和避风的地方做一些较平和的运动,如练太极拳、太极剑、八段锦等。不能使身体有大汗,以免加重身体的干燥状况。运动前后要多喝水,以免干燥上火。

5)药膳食疗:秋季药膳食疗的重点是预防秋燥对身体的影响,同时培补肺气,预防上呼吸道疾病及肺系疾病。秋季饮食宜贯彻"少辛多酸"的原则,即少吃辛辣刺激的食物。在民间有立秋之后"贴秋膘"的说法,意为经过苦夏之清淡饮食,可以开始进一些油腻之品以防秋燥,同时为寒冬做好准备。但秋季进补应做到平补与润补相结合,即进补的食物不可温热太过,如过食羊肉,这样容易加重秋燥对人体的影响;同时也不可寒凉太过,容易损伤人体阳气,使得冬季易患阳虚腹泻等疾病。较适宜秋季吃的食物有梨、大枣、葡萄、百合、石榴、甘蔗、柿子、香蕉、胡萝卜、芹菜、莴笋、银耳、蜂蜜、莲子、芝麻、老鸭肉、黄花鱼、鳖肉等。

(2)秋季养护

1)养肺:肺气与秋气相应,肺为清虚之体,性喜清润,与秋季气候清肃、空气明润相应,故肺气在秋季最旺盛,秋季也多见肺系疾病。肺气旺于秋,肺与秋季、西方、燥、金、白色、辛味等有内在的联系。如秋金之时,燥气当令,此时燥邪极易侵犯人体而耗伤肺之阴津,出现干咳、皮肤及口鼻干燥等症状。

肺为娇脏,肺位最高,邪必先伤;肺叶娇嫩,不耐邪侵;肺为清虚之脏,不容邪气所干。故无论外感、内伤或其他脏腑病变,皆可累及于肺而发病。肺主气,主治节(主呼吸、调节气机、助心行血);肺主宣发肃降,外合皮毛,开窍于鼻。

秋季养肺宜用六字诀中的"呬"字诀:以鼻渐长引气,以口"呬"之,勿使耳闻。

饮食上以甘润养阴之品,但需注意寒热勿偏,少食辛辣之品,少食热性太过之药,养阴以防燥。运动时勿出汗过多,注意补充水分。

自我常用保健穴:膻中、太渊、中府穴。用拇指按揉膻中、太渊、中府穴,以穴位有酸胀感为度,每穴每次按揉5~10分钟,每日一次。或用艾条温和灸中府穴,艾条距离皮肤约2厘米,以皮肤感到温热舒适为度,每穴每次灸5分钟,隔日一次。如此可补肺益气。

2)养阴:阴者,藏精而起亟也。秋季是阴气生长的时候,此时养阴,精化为气,即藏精起气。"秋冬养阴"是谓秋冬之时,万物敛藏,养生者宜顺时而养,须护藏阴精,使精气内聚,以润养五脏。因此,秋季要注意养护阴精,预防秋燥伤阴。

(3)秋季预防

1)呼吸系统疾病:秋季肺气当令,燥气为主,应当首先预防感冒等上呼吸道疾病及肺炎、支气管炎等肺系疾病。因此,应重点养护肺气,慎食燥热伤津的食物,如煎炸食品、辣椒、花椒、桂皮等。可以多吃百合、芝麻、核桃、蜂蜜等柔和甘润的食物,以及时令蔬菜水果,如藕、梨、山药、苹果等,这些果蔬水分含量大,有很好的防燥润肺的功效。此外,粥能和胃健脾、润肺生津、养阴清燥。在煮粥时,适当加入梨、萝卜、芝麻等药食俱佳的食物,更具有益肺润燥之功效。多饮水,饮水要少量、多次,慢慢饮,以维持水代谢平衡,防止皮肤干裂、邪火上侵。忌寒凉饮食,中医学认为"形寒饮冷则伤肺",就是说形体受寒、吃得太凉就会损伤肺。所以,咳嗽发作期间一定不能吃凉的,因为咳嗽就是肺气不宣造成的,肺喜宣发、张扬,而寒凉会把肺气束缚。肺喜欢开朗、喜欢张扬,肺被盖住了、被束缚了,自然就不舒服,咳嗽也就好不了。注意保暖,一定要根据天气增减衣服,并要坚持锻炼,如每天早晚到室外散步、慢跑等,以增强免疫力,预防呼吸系统疾病。

此外,秋季预防感冒还可以用以下方法:①早晨用冷水洗脸,晚上用热水泡脚,以提高机体对寒冷的抵抗力;②早晨到室外散步、爬山、打太极拳或做操,进行适当锻炼;③早晨起床后,两手伸开,以掌相搓30次,并按摩迎香穴10次,两手示指按摩风池穴至酸、麻、胀为宜;④注意居室通风和消毒,每日早晚用食醋在室内各熏蒸一次,每次不得少于15分钟;⑤衣服不要穿得过多,出汗时,不要马上脱衣摘帽,避免伤风受凉。

自我常用保健穴:气海、太渊、足三里穴。用拇指按揉气海、太渊、足三里穴,以穴位有酸胀感为度,每穴每次按揉5～10分钟,每日一次。或用艾条温和灸气海、足三里穴,艾条距离皮肤约2厘米,以皮肤感到温热舒适为度,每穴每次灸5分钟,隔日一次。如此可益气固表以预防感冒。

2)脾胃病:肺主气,脾益气;肺主行水,脾主运化水湿。故肺与脾密切相关。素体脾胃虚弱,运化失常,则水谷精微不得入肺以益气,导致肺气虚弱,即土不生金;反之,肺失宣降,影响及脾,脾因之而不能输布水谷精微,中焦失养。因此,秋季还应注意养护脾胃,预防脾胃疾病。

(4)秋季按节气养生　秋季最重要的节气是秋分,这天正好昼夜平分,阴阳各半,此时的节气特点是阴阳平衡,故养生也要顺应此时的节气特点,讲求"平和"。应当注意调节人体阴阳平衡,使得阴平阳秘,从而达到精神乃治。故此,饮食上味勿过偏,量勿过饱,温勿过热;运动上勿过劳;精神上宜舒畅。此外,秋季的重要节令还有立秋、中秋节、重阳节等。立秋时节民俗有"贴秋膘"一说,可以开始进食一些油腻之品,以防秋燥。中秋节主要为赏菊食蟹,品梨果之鲜,怡情养性。重阳节宜登高远眺,聚友欢笑,以抒胸臆。

4.冬季

(1)冬令主藏　冬季是一年中气候最寒冷的季节,草木凋零,万物闭藏。虽然此时自然界中缺少生机之象,但草木的凋零是为了在根部蓄积能量;蛰虫伏藏,用冬眠状态养精蓄锐,一切的变化都是为来年春天的生机勃发做准备。中医学讲天人相应,即人与自然相应,因此,此时人体的阴阳消长代谢也处于相对缓慢的水平,成形胜于化气。人体生理功能表现为"闭藏"的特点,养生的重点也自然着眼于一个"藏"。

藏,闭藏,固密储藏,封固闭藏,储存能量之谓。中医学认为,肾主闭藏,储藏五脏六腑之精。肾藏之精包括禀受于父母而储藏于肾的具有生殖繁衍作用的精微物质(先天之精),以及后天获得的水谷之精(后天之精)。先天之精与后天之精是构成人体、维持人体生长发育、生殖和脏腑功能活动的有形的精微物质。因此,肾为先天之本、生命之根,藏真阴而寓元阳,为水火之脏,其所藏之精宜藏不宜泄。肾精充则化源足,肾火旺则生命力强,精充火旺,阴阳相济,则生化无穷,机体强健。

1)早睡晚起:《素问·四气调神大论篇》指出,冬季养生宜"早卧晚起,必待日光",即人们在寒冷的冬季要早睡晚起,最好在太阳出来后起床。早睡可以使人体得到充足的睡眠,利于阳气潜藏、阴精积蓄;待日出再起床则能避寒就温,以免冬令寒邪伤及人体阳气,使肾精得以封藏而不外泄耗散。

2)神藏于内:冬季精神调养须遵循"闭藏"的特点,使"神藏于内"。所谓"神藏于内",是指重视和保持情绪的安宁,及时调整不良情绪,保持平静的心态。正如《素问·四气调神大论》所说:"冬三月,此为闭藏……使志若伏若匿,若有私意,若已有得。"如是则无扰乎阳,保证冬令阳气伏藏的正常生理不受干扰,养精蓄锐,有利于开春的阳气萌生。这样是对人体脏腑的调养,实际上是一种"神补"。

3)适当锻炼:俗语说"冬天动一动,少生一场病;冬天懒一懒,多喝药一碗","夏练三伏,冬练三九"。事实证明,冬季多参加室外活动,使身体受到适当的寒冷刺激,可以使心跳加快,呼吸加深,新陈代谢加强,身体热量增加,有益于健康。因此,冬日虽寒,仍要持之以恒地进行锻炼,但要避免在大风、大寒、大雪、雾露中锻炼,且不宜过于剧烈,太极拳、五禽戏、八段锦及六字诀中的"吹"字诀(以鼻渐长引气,以口"吹"之)比较适宜冬季锻炼。

(2)冬季养护

1)养肾:肾气与冬气相应,冬季寒水当令,气候寒冷,正常应为"静顺",万物归藏。这时,可利用各种养生方法以保养肾精,使精充火旺,阴阳相济,为来年春季肝气的升发调达奠定物质基础。因此,如何保证肾中之精得以闭藏而不外泄就成为冬季养生的关键。中医学认为冬季是人体进补的最佳时节。

冬季气候寒冷,阳气闭藏,人体处于能量蓄积的时期,加之自然界的寒邪易伤人体之阳气,饮食宜温热,且宜进食性温之食物,以达到"藏热量"的目的。而肾是人体的根本所在,所以冬季摄取食物当以补肾温阳、培本固元、强身健体为首要原则。冬季调养宜摄取温性食物,常以鹿肉、狗肉、羊肉、韭菜、栗子、胡桃仁来温补肾阳;以海参、龟肉、芝麻、黑豆等填精补髓。

冬季药物养生宜用性温益精之品,以补益精气。但同时还要注意冬季为人体阳气内蕴之时,不可过服温热之品,以免太过伤阴,适当给予滋补阴精之品,以使阴阳互生、互化。要注意人体之精气不可骤补,需要缓慢进补。

而中药剂型中的内服膏方以补为主,或补气,或调血,或滋阴,或养阳,补治结合,通过扶正补虚,辅以祛邪,纠正人体阴阳的偏盛偏衰,恢复人体的阴阳平衡,达到气血调和、脏腑健旺、防治疾病、延年益寿的目的,非常适于冬季进补使用。

膏方服用带有明显的季节性,一般以冬季为主,从冬至即"头九"开始服用,至"六九"结束,50天左右,或服至立春前结束。选用何种膏方进补,应因人而异。

应当注意的是,虽然冬季冰封大地,适宜进补,但也要注意因地、因人来选取合适的食物或药物进补,尤其是药补,更要注意审因择药、辨证遣药、渐进施药,建议大家在医生指导下合理进行食补、药补。

自我常用保健穴:肾俞、气海、关元穴。用拇指按揉肾俞、气海、关元穴,以穴位有酸胀感为度,每穴每次按揉5~10分钟,每日一次。也可用艾条温和灸肾俞、气海、关元穴,或借助温灸盒施灸,每穴每次灸10分钟,隔日一次。如此坚持不懈可以补肾纳气,起到养肾藏精的作用。

2)养阴:"秋冬养阴"是中医因时制宜养生的原则之一。谓秋冬之时,万物敛藏,养生者宜顺时而养,须护藏阴精,使精气内聚,以润养五脏。凡有损失阴精的情况皆应避免。

秋冬,阴令也,秋时阴收,冬时阴藏。秋冬之时燥邪为患,易伤阴,故秋冬之时宜服用滋阴之品或搽用滋润护肤之品以防干燥,保持居室空气之湿润亦有助于避免燥邪。秋时渐寒,冬时寒盛,人们喜食辛辣,好饮酒以御寒。辛辣之品易生内热,酒易生湿热,饮食太过则伤阴。因此,秋冬之时既要避免燥邪,又要避免过食辛辣及过量饮酒而伤阴。

一般来说,人们以为秋之凉邪、冬之寒邪易伤阳,秋冬当养阳。为何《黄帝内经》却强调"秋冬养阴"呢? 这是因为秋凉冬寒易伤阳,人之所共知。于秋冬,人们知养阳而不知养阴。秋冬之时,有因求养阳而伤及阴者。《黄帝内经》以世人之多疏忽,而善养生之圣人能识之,故强调"秋冬养阴",以提醒人们要以顺从四时阴阳之变来养生保健。

自我常用保健穴:肾俞、太溪、涌泉穴。用拇指按揉肾俞、太溪、涌泉穴,以穴位有酸胀感为度,每穴每次按揉5~10分钟,每日一次。或用两手掌分别搓涌泉穴,至足底发热为度,每日一次。

(3)冬季预防 冬季气候寒冷,为某些疾病的高发季节,因此,需要人们做好相应的防治调护。

1)慢性阻塞性肺疾病:此病是呼吸系统的常见病、多发病,尤其好发于冬季。此病病程较长,患者多出现性格内向、压抑,易于低沉。因此,应学会调节不良情绪,和喜怒、去忧伤、防惊恐,保持良好的精神状态。饮食上避免寒凉刺激之品,不宜食生冷、过咸、辛辣、油腻等难以消化的食物,忌峻补滥补;饮食忌过饱,以免伤脾气,可适当进食萝卜、扁豆、赤小豆等;戒烟限酒。冬季寒邪易侵袭人体,故既往有慢性阻塞性肺疾病的患者在此季节更应注意防寒保暖,预防因感冒、呼吸道感染而加重原发病。

为了增加机体的抗病能力,慢性阻塞性肺疾病的患者可以选择能改善呼吸系统功能、不剧烈的运动项目,如练习太极拳、八段锦、五禽戏等,促进肺的吐故纳新运动,增强对冷空气和疾病的抵抗能力,提高呼吸道防御功能。还可以进行腹式呼吸锻炼,每日数次,每次10~20分钟,长期坚持。另外,可进行耐寒锻炼,如每日清晨到户外呼吸新鲜空气,入冬开始用温热水洗手、洗脸,以后逐渐用冷水代替,逐渐提高机体耐寒能力,减轻或缓解疾病发作。

自我常用保健穴:肺俞、肾俞、气海、关元穴。用拇指按揉肺俞、肾俞、气海、关元穴,以穴位有酸胀感为度,每穴每次按揉5~10分钟,每日一次。也可用艾条温和灸肺俞、肾俞、气海、关元穴,或借助温灸盒施灸,每穴每次灸10分钟,隔日一次。如此可补肾益肺。

2)冠心病:由于寒冷刺激是心绞痛发作的一个重要诱发因素,因此冬季是冠心病的高发季节,所以要特别注意预防。

冠心病患者多脾气急躁、易怒,因此要注重情志调节,养成平和心态,宽以待人,处事随和,避免恼怒或情绪激动。建议合理膳食,低盐、低脂饮食,忌肥甘厚味,可适当多食用富含膳食纤维的食物,如粗粮、魔芋、红薯,食用新鲜蔬菜,避免饱餐,忌过食辛辣,戒烟限酒。冰封之际,冠心病患者宜早睡晚起,避风寒,注意保暖,保证居室环境温暖舒适,避免寒冷刺激。

虽然寒邪侵袭人体可能诱发心绞痛,但患者也应坚持做有氧运动。患者需待太阳出来后再外出锻炼,避免剧烈运动或大汗出,避免锻炼时间过长,外出锻炼时注意防寒保暖。如果运动时出现胸闷、胸痛、呼吸困难等不适症状,应立即停止运动,及时就医。

自我常用保健穴:膻中、内关穴。用拇指按揉膻中、内关穴,以穴位有酸胀感为度,每穴每次按揉5~10分钟,每日一次。或用艾条温和灸膻中、内关穴,每穴每次灸5分钟,隔日一次。如此可温阳散寒、行气活血,预防冠心病。

3)骨关节病:骨关节病是老年人多发病,中医学认为此病多因肝肾不足、筋骨失养所致,称之为"痹证",其可伴有局部关节感受风、寒、湿邪,闭阻经脉。冬季寒气主时,骨关节病患者容易在此季节发病或加重。骨关节病患者多因关节疼痛而影响外出活动,从而导致患者情绪不佳,因此患者要注意保持心情舒畅,避免不良情绪刺激。中医学认为肾主骨,骨关节病患者很多都存在肝肾不足的问题,刚好可以借冬藏之际进补,补益肝肾、强健筋骨。

冬季骨关节病患者的起居调护主要是防寒保暖、避寒趋温,患者应避免天未亮就外出锻炼,注意膝关节、腰部的保暖,防止感寒加重病情。可进行适当、和缓的运动锻炼,如散步,练太极拳、八段锦等。另外,患者可以每日坚持睡前足浴,促进下肢血液循环,温经通络,对缓解关节疼痛有很好的辅助治疗效果。

自我常用保健穴:肩井、足三里、犊鼻、阳陵泉穴。用拇指按揉肩井、足三里、犊鼻、阳陵泉穴,或双手拿捏肩井穴,以穴位有酸胀感为度,每穴每次按揉 5 ~ 10 分钟,每日一次。或用艾条温和灸足三里、犊鼻、阳陵泉穴,每穴每次灸 5 分钟,隔日一次。如此可温经通络,有效预防骨关节病。

(4)冬季按节气养生　冬季最重要的节气是冬至。冬至之时,天之阴气最盛,故阴寒之病多发。"冬至一阳生",以此为转折点,阳气开始生长。中医学认为,阳气就如同阳光,人若失去阳气的护佑,就不能精神焕发,也不能长寿。此时的养生需注重养护阳气,而冬至是阳气生发之始,此时调养,事半功倍。所以民俗有吃韭菜馅饺子的习俗,以补养阳气。另外,前面提到的服用膏方进补,也是基于此时间的特点,此时进补,补品的有效成分容易积蓄而发挥最佳作用。

自我常用保健穴:肾俞、命门、关元穴。用拇指按揉肾俞、命门、关元穴,以穴位有酸胀感为度,每穴每次按揉 5 ~ 10 分钟,每日一次。也可用艾条温和灸肾俞、命门、关元穴,或借助温灸盒施灸,每穴每次灸 10 分钟,隔日一次。

三、贵和有节　饮食养生

（一）饮食养生的概念

饮食养生就是根据中华民族的传统中医理论，调整饮食，注意饮食宜忌，合理地摄取食物，以增进人体健康，来益寿延年的养生方法。饮食养生的目的是通过合理而适度地补充营养，以补益精气，并通过饮食调配，纠正脏腑阴阳之偏颇，从而增进机体健康、抗衰延寿。

"民以食为天"，饮食养生是中医养生学中的重要组成部分。中医学有"药食同源"的说法，认为医药和我们日常饮食其实有着相同的起源。在长期的生活实践中，很多中药与食物身兼两职难以截然分开。中医经常单纯使用食物或药物，或食药结合进行营养保健，成为中医饮食营养的一大特点。早在商朝时期，民间就流行食药相合。饮食养生主要指的是我国中医学知识和烹饪相互结合的产物，主要以药物与日常所吃的食物为原料，经过烹调加工而制成的具有医疗保健养生作用的膳食。它使人们在享受美食的过程中就能得到很好的养生保健治疗。

（二）张仲景的饮食养生理论

第一，摄取对生命有益的饮食物。如张仲景说："凡饮食滋味，以养于生。"意思是说，饮食是养生之物。

第二，避免进食对身体有害的食物。这类食物包括一些本来并不是食物，但被错误地当成了食物的物质。张仲景明确说这样的物质不可食之，如果误食，可能害人、杀人。

第三，注意食物的合理搭配。在《金匮要略》第二十四、十二五两篇论述中，张仲景列举了一些于身体有害的食物搭配。如羊肉不可共生鱼、酪食之，害人。马肉、豚肉共食，饱醉卧，大忌。

第四，注意进食时间。按照张仲景的观点，食物之宜忌受到进食时间的影响。有些食物在特定的时间内服用于身体有益。若不在适宜的时间内进食，则对身体有害。如张仲景在《金匮要略》中讲："春不食肝，夏不食心，秋不食肺，冬不食肾，四季不食脾。"又如"凡蟹未遇霜，多毒。不可食"。

第五，注意食量。不可太过，亦不可不及。过犹不及。即使对生命有益的饮食，多食亦为害。如张仲景在《金匮要略》中讲："桃子多食，人热；仍不得入水浴，令人病淋沥寒热病。梅多食坏人齿。李不可多食，令人胪胀。"

第六，食物与身体状态相宜，如因身体之虚实而用补泻饮食，补不足，损有余。

第七,若不慎摄入了有毒食物,要迅速采取有效的解毒措施消除其毒性,以免伤害人体,或减轻毒性物质对身体的伤害。

以下分述之:

1. 饮食得宜　张仲景在《金匮要略》云:"凡饮食滋味,以养于生。"饮食是生命的物质基础,能够给身体补充营养,通过脏腑的气化作用,化生为气血精津等精微物质,使身体强壮,能有效地抵御外邪。食物可以分为普通营养性食物和特殊功效性食物。普通营养性食物主要是谷、肉、果、菜。《素问·脏气法时论》说:"五谷为养,五果为助,五畜为益,五菜为充,气味合而服之,以补精益气。"用现代营养学的语言讲,它们是糖类、脂肪、蛋白质和水等。而特殊功效性食物为那些具有振奋、调节、平衡脏腑功能等作用的食物。

张仲景对谷类、蔬菜类、瓜果类、畜类、禽类、水产类等六大类食物的运用阐述如下。

五谷为养,是指黍、秫、菽、麦、稻等谷物、豆类作为养育人体的主食。

五果为助,是指枣、李、杏、栗、桃等水果和干果。在这里泛指水果和瓜果食品。是平衡饮食中不可缺少的辅助食品。

五畜为益,是指牛、犬、羊、猪、鸡等禽畜肉食,在这里泛指肉食类及海产品。这些食品是人体生长、修复组织及增强抗病能力的重要营养物质。

五菜为充,是指葵、韭、薤、藿、葱,这里泛指植物蔬菜类。蔬菜类食物富含多种微量元素、维生素、纤维素等营养元素,也是一种不可缺少的辅助食品。具有增强食欲、帮助消化和补充营养的作用,又有防便秘、降血脂、降血糖和防肠癌的作用。

张仲景说:"所食之味,若得宜则益体。"这是对食物能养身益体最好的论述。张仲景关于饮食养生的观点与大多数古代养生家的观点相一致。其基本精神为:五味各补五脏,五味杂食是益体饮食的重要原则之一。古代养生家讲究食物五味与五脏对应,张仲景亦不例外。饮食之酸者入肝而补肝,苦者入心补心,甘者入脾补脾,辛者入肺补肺,咸者入肾补肾。《金匮要略·脏腑经络先后病脉证并治第一》说:"夫肝之病,补用酸,助用焦苦,益用甘味之药调之。酸入肝,焦苦入心,甘入脾……"说的就是这个意思。

张仲景创立了辨证论治原则,对于饮食养生,他也坚持因人制宜的原则。不同的身体情况,其得宜的饮食不同。虚者补益为得宜,实者泻之为得宜,寒者温之为得宜,热者清之为得宜,多膏粱厚味者,粗淡为得宜;藜藿辛苦之人,适量增加禽畜肉为得宜。就补虚泻实而言,也要有针对性,有针对性乃为得宜。脾虚补脾,肝虚补肝,故《金匮要略·脏腑经络先后病脉证并治第一》说:"补肝之法,肝虚则用此法,实则不在用之……补不足,损有余,是其义也。余藏准此。"此一条论脏腑的五味补泻，并不仅仅就药物补泻而言，而是药物与饮食合论。

饮食要因人制宜，若得宜则益体。与具体的身体状况相宜的饮食便对身体有益。得宜的饮食人人不同，不可用一种模式定天下人饮食。中医临床治病讲辨证论治，在饮食养生方面也讲辨证用膳。在中医饮食养生中，没有一个与所有人相宜的、固定不变的食物模式。饮食的选择要根据不同的个体因人制宜，要注意个体在年龄、体质、个性、习惯等方面的差异。如老年人脾胃虚弱，运化较差，故忌饮食的五味、寒热不和。此外，老年人还忌黏硬难消、荤腥油腻、香燥炙煿、咸浊生冷的食物。

张仲景还强调饮食的针对性。养生者要从以下几个方面考虑饮食的针对性。

其一为体质状态。人的体质有寒热虚实之异，寒者当温，热者当清，虚者宜补，实者宜泻。从反面讲，寒者忌凉，热者忌温，实者忌补，虚者忌泻。如仲景指出：羊肉热，故其有宿热者，不可食之。食之内热必增，不唯无益，反而有害。

其二为疾病状态。中医很重视人在疾病过程中的饮食禁忌，也就是说，中医很重视疾病过程中的忌口。如《金匮要略》说："扁豆，寒热者不可食之。"又说："患者不可食芜荑及黄花。"不仅疾病过程中讲究饮食禁忌，即使是在疾病的恢复阶段，患者的饮食也要注意。如张仲景说："时病瘥未健，食生菜，手足必肿。"

其三为妊娠状态。妊娠是妇女的一个特殊生理时期。妊娠期的饮食是否得宜，这不仅关系到妊妇本身的身体健康，也关系到胎儿的发育。例如张仲景说："妊妇食姜，令人余指。"从现代看，并无科学道理，但当时已认识到了妇女妊娠是特殊生理时期饮食需注意。

可以看出仲景饮食养生法有两个基本原则，其一曰趋利，其二曰远害。趋利即上面所说的饮食得宜，远害饮食勿犯禁忌。趋利便要远害，远害即是趋利，两者是一种辩证的关系。在饮食养生时，既要强调得宜饮食的益处，更要强调不适宜饮食的害处，如果知道哪些食物、哪些饮食方法对身体有害，从而避之，如此便能保护身体。

张仲景在《金匮要略》第二十四、二十五两篇中，提到一些食物不可多食，如桃、李、梅、杏、橘、柚、樱桃、石榴、胡桃、枣、荞麦等。按照张仲景的意思，这些食物若不过量，它们对身体是有益无害的。张仲景《伤寒论》方大多用大枣、生姜，可以理解为张仲景认为姜、枣为适合大多数人的得宜食物。《伤寒论》中记载的食物品种很多，按其种类可以分为谷类、蔬菜类、瓜果类、畜类、禽类、水产类六大类。每类食品都有其共同的特性，也有不同于其他类别食物的特点。认识每类食物的特点,对于饮食养生具有一定的意义。

(1)谷类　张仲景著作中的谷类食物有粳米、黍米、小麦、大麦、荞麦、豆豉、大豆、小豆、扁豆、莜面、葵子。谷类是人类的主要食粮,有滋补五脏、益气生津的作用。如粳米补脾肺,益肠胃,止烦渴,利小便。小麦甘温,补心脾,益肝气,并可利小便,敛汗。扁豆健脾。

(2)蔬菜类　张仲景著作中记载的蔬菜类食物有芫荽、椒、蒲白、苋菜、冬瓜、干姜、蒜、葱、韭菜、山药、山茱萸、薤白、卷苦菊、黄瓜、芋头、白蓼、芥菜、芜菁(又名蔓菁)、莼菜、苦瓠、生苍耳、小豆藿等。蔬菜的性味作用差别较大,或苦寒,或辛热,或补益,或清泻。如莴苣有利五脏,通血脉,通乳、利尿等作用,可治乳汁不通,尿血诸病。葱、姜、辣椒等食物辛辣温热,适用于胃肠虚寒的患者,但多食会生痰动火、散气耗血、损伤目力,阴虚阳亢及痈疽疮疡等患者尤应避免。

(3)果类　张仲景著作中记载的果类食物包括枣、桃、李、梅、杏(杏酪)、樱桃、橘、柚、石榴、胡桃、百合、林檎(即花红、沙果)等。这些食品性多寒,以生食为主,也可熟食。瓜果大多能清热解渴,如梨能止渴除咳,大枣补脾养血,橘子理气。

(4)畜类　张仲景著作中记载的畜类食物有牛肉、牛肺、猪肉、猪脂、猪骨、马肉、马肝、驴肉、狗肉、羊肉、羊肝、羊脑、鹿肉、兔肉、猴肉等。畜类是人类重要的食物品种,它们对人体有滋养作用。如猪肉能润肠胃、生津液、丰肌肤、益阴;羊肉能补元阳、安心止惊;牛肉能补脾胃、安中益气。动物的内脏能补益人体相应的脏腑。

(5)禽类　张仲景著作记载的禽类食物有鸡、鸭、鸭卵、雀肉、燕肉、鹭鸶肉、雉肉等。禽类一般具有补养作用,适用于身体虚弱者食用。如鸡肉能补虚劳羸弱、益产妇;鸭肉可养胃生津、滋阴补虚、除热止嗽。

(6)水产类　张仲景著作记载的水产类食物有鱼、青鱼、鲤鱼、鲫鱼、虾、蟹、鳖、鮧鳝、河豚等。水产类食物多具有补益阴血、清利脏腑的作用。如鲤鱼能利小便、消水肿,通乳汁;鳝鱼补中益血、通经脉、祛风湿;鳖鱼凉血补阴、滋肾阴、清虚热;虾补阳下乳、去风痰;蟹除热散结、散血通经、续筋骨。

(7)酿造类及其他　在上述六类食物以外,张仲景还记载了酒、蜜、乳、酪、醋、肉桂、木耳、枫树菌等。

2.饮食避害　趋利避害是饮食养生的一个根本原则。在饮食养生方面,虑祸避祸主要就是避免进对身体有害的食物。既然曰食物,那么应该是具有营养作用而无毒性的物质,不应该对人体有害。但在下列情况下,食物可能对健康有害。

其一,有些本来很平常的食物,其某个部位或许有毒,对身体有害。如葵菜乃平常食物,但是《金匮要略》说:葵心不可食,伤人(其)叶尤冷(更不可食)。

其二,食物一般是没有毒性的。但有些食物在某个特定的时间里却可能具有一定毒性。如《金匮要略》说:"凡蟹未遇霜,多毒,不可食用。"

其三,有些寻常的食物,不知由于何种原因出现变异,不仅其形状改变,其性质也发生变化,营养性物质变为有毒之物,食之害人。如《金匮要略》第二十四篇说:"虾无须及腹下通黑,煮之反白者,不可食之。"

其四,食物腐败或受到污染,对身体有害,不可食用。

另有一种情况,有些具有毒性的非食用性植物或动物,其形状与寻常无毒的食物相似,很容易被人误食,伤害身体。如有毒蘑菇,人若误食之,或狂或笑不休,甚危及性命。

3.饮食有节　张仲景说:饮食滋味,以养于生。饮食能滋养脏腑,补充气血,为生命之必需。然每一个生命体对于饮食的需求量是有限的,任何食物都不是越多越好,若摄入量超过了身体的需要,便会对身体产生危害。水能载舟,亦能覆舟。虽然张仲景没有直截了当地说过养生应该节制食量,但在《伤寒论》中却存在一个明确的基本观点:饮食过量将危害身体。《金匮要略·血痹虚劳病脉证并治第六》在论羸瘦腹满,不能饮食,内有干血,肌肤甲错的原因时,明确指出其原因之一就是食伤。所谓食伤,即身体为饮食所伤,主要就是过量饮食,损伤脾胃,以致痰湿内生,气血瘀阻,或营卫气血化源不足,疾病从而生焉。即所谓饮食自倍,肠胃乃伤。在《金匮要略》第二十五篇,一句贪食,食多不消,便将食物不可过量的饮食养生原则清楚地表达出来。《金匮要略·腹满寒疝宿食病脉证并治》论宿食为病。对宿食之病,仲景或用硝黄下之,或用盐汤、瓜蒂吐之,这些内容也说明,饮食过量会伤害身体。

4.合理调配饮食　在《金匮要略》第二十四、第二十五两篇中,有大量的篇幅论述食物搭配禁忌。如羊肉不可共生鱼、酪食之,害人。马肉、豚肉共食,饱醉卧,大忌。在食物的搭配方面,仲景强调搭配禁忌,而略于搭配之宜,这是仲景饮食养生方法的一大特点。

食物的合理搭配可以通过现代营养学的观点得到部分的解释。合理调配,全面配伍是健康饮食的一个标准。饮食的种类多种多样,所含营养成分各不相同,只有做到各种食物的合理搭配,才能使人体得到各种不同的营养,充分满足生命活动的需要。全面而平衡的营养,各营养素能够充分满足机体的需要,并达到平衡,这便是合理营养。合理营养是饮食的基本原则,而平衡膳食是获得合理营养的唯一途径。所谓平衡膳食,是指全面达到营养素供给量的饮食,又称合理膳食或健康膳食。如果食品调配不合理,就会影响人体对所需营养物质的摄取,导致营养不良,发育障碍,抵抗力低下,甚至引起疾病。

5.饮食宜与天时相应　一年四季,春夏秋冬,春生夏长,秋收冬藏,春温夏热,秋凉冬寒。人生天地之中,与天时相应,故在不同的季节,人体亦有不同的状态,而不同状态的身体也需要不同的饮食。从反面讲,处于不同季节、不同状态的身体,它与某些饮食也不相适宜,应当避免食用。张仲景在《金匮要略》中指出:"春不食肝,夏不食心,秋不食肺,冬不食肾,四季不食脾。"其道理在于,春季肝气旺盛,食肝则肝气更旺,过则为害,故春季不宜食肝。夏季心气旺,秋季肺气旺,冬季肾气旺,故夏、秋、冬季分别不宜食心、肺、肾。脾旺四季,故四季不可食脾。

归纳起来,在饮食宜与天时相应方面,仲景论著中有以下几个方面的内容。

(1)善养生者要注意四时饮食宜忌,其原则为保持脏腑之气平和协调,不可虚虚实实,以致脏腑之气出现偏盛偏衰。

(2)善养生者亦要注意一日朝暮饮食宜忌。一日分四时,朝为春,午为夏,暮为秋,夜为冬,人气应之,早晚饮食亦应与时相应。如夜晚不可食姜,夜食诸姜、蒜、葱等,伤人心。

(3)生活经验的总结。如四季勿食生葵,令人饮食不化,发百病,非但食中,药中皆不可用,应当注意。

6.饮食养生中禁忌

(1)饮食当如法烹饪制备,否则不可食之。如杏酪不熟伤人。因为杏仁有毒,若酿制不如法,半生半熟,毒气尚存,食之害人。在《金匮要略》第二十四、第二十五两篇中,仲景多次提出鱼、肉、蔬菜,不可生食。原始人茹毛饮血,近水则食鱼鳖螺蛤,未有火化,腥燥多害肠胃,以致疾病丛生。"燧人氏出,教民熟食,民少疾病,大悦之"(见《韩非子》)。所以熟食是人类饮食史上的进步。现代人较多地生吃鱼、肉、蔬菜,营养学家有时也鼓励生食。需知现代卫生条件较好,养殖加工方法比较进步,一般能够保证生食符合卫生学标准。这是生食不可动摇的前提条件。然而在古代社会,缺乏有效的卫生监控,生食的安全性难以得到保证,故生食往往是不安全的。《伤寒论》太阴病及少阴病、霍乱,饮食不洁便是其重要原因。所以,食物还是熟食为宜。

(2)饮食当适寒温。《灵枢·师传》说:"食饮者热无灼灼,冷无沧沧。"仲景也讲求这样的饮食原则,他指出食物要冷热适宜,不可过热,不可过凉,否则可能损害健康,导致疾病。《金匮要略》说:"食冷物,冰人齿。"

《伤寒论》和《金匮要略》诸汤药的服法,仲景皆指出要适寒温。适寒温就是使药液温度不凉不烫,如此便能保护胃气,不致伤害胃气。古代养生家指出,爱生者要注意不以胃热冷物,不以胃冷热物,正是这个道理。

(3)饮食不可使冷热相搏。《金匮要略》说:"食热物,勿饮冷。"又说:"食肥肉及热羹,不得饮冷水。"仲景反对饮食忽而热食,忽而冷饮。《医宗金鉴》的解释甚好:"食肥肉热羹,后继饮冷水,冷热相搏,腻膈不行,不腹痛吐利,必成痞变。慎之慎之。"古代养生家都讲究食物的冷热调和。肥肉热羹,主要为高脂肪食物,热则易于消化,若饮冷水,必碍于消化。

(4)见异常现象的食物不可食。

(三)日常生活中饮食养生的原则

民以食为天。人类文明发展到今天,吃的学问已是一门独立的学科。而绝大多数人还没有学会科学地吃,以致因为不会吃而严重损害了健康。

我国的食疗,源远流长,距今至少已有 3 000 多年的历史。它是我国劳动人民在长期的实践过程中逐步积累总结形成的。食疗在我们的日常保健与疾病治疗中都发挥着重要的作用,它既可补益身体,又免药石之苦,还可以避免因经常用药,大剂量用药所带来的毒副作用。

张仲景在《伤寒论》中采用了不少食物,书中提到的用于治疗心腹血虚寒痛的当归生姜羊肉汤就是一首典型的食疗处方;而唐代药王孙思邈则在《千金方》中列食疗专篇,首用猪肝治疗夜盲,建立了以脏补脏的原则。

1. 饮食勿偏 现代人三高一低的饮食结构(高热量、高脂肪、高蛋白质和低纤维素)已严重影响着人类的期望寿命和生存质量。运用中医食疗,要从根本上纠正这种不平衡的膳食结构。适当减低热量的摄入,提倡在一定程度上以植物蛋白代替动物蛋白,多食豆类及豆制品。主食以米麦为主,多食杂粮、粗粮,它们往往含有丰富的维生素和多种氨基酸等营养物质。有些食物如玉米,还能起到利尿排石、降脂、降压、降血糖的特殊功效。还应多食蔬菜、水果这些富含维生素的粗纤维食物。膳食纤维可以促进胃肠蠕动,预防便秘,降低血液中的血糖和胆固醇,减少冠心病和中风的发作概率。对于某些嗜食辛辣或寒凉的人来说,也应注意,长此下去,容易损伤后天之本脾胃,还是少吃为佳。

2. 饮食有节 在进食的量和时间上都要有一个合理的把握。进食饥饱适中,则消化、吸收功能正常。饮食自倍,脾胃乃伤。大吃大喝,食物停滞于肠胃,不能及时消化,加重胃肠的负担,就影响营养的吸收和输布,损伤了脾胃的功能。

3. 食宜清淡 《黄帝内经》中说:"味过于咸,大骨,气劳,短肌,心气抑。"饮食过咸,摄入盐量过多,可产生高血压病,影响心肾功能。

生活中还得注意一些看不见的盐:控制咸菜、腌菜、咸鸭蛋等腌渍食品,控制酱油、辣椒酱、番茄酱、味精等调味品,控制香肠、午餐肉、烧鸡等,控制既含有盐又含有亚硝酸盐的熟食品等。

中医饮食养生强调因时、因地、因人而异地正确选用饮食,提倡五味合和,主张节制饮食。以五谷为养,五果为助,五畜为益,五菜为充,使气味相和,达到补养调节人体的效果。

(四)日常生活中科学饮食养生的方法

1.全面膳食　食物的营养成分、特性和功能各具特点,没有任何一种食物能完全满足人体所需的全部营养物质。因此,现代科学主张每餐都要尽量食用多个种类的食物,由于它们的营养成分能够相互补充,所以能够全面地补充营养,才能满足人体生理活动的需要,维持人体的营养平衡。

祖国的传统医学很早就认识到这个道理,如《素问·脏气法时论》中说:"五谷为养,五果为助,五畜为益,五菜为充,气味合而服之,以补精益气。"这一古老的"五"字养生诀,道出了中药学对全面膳食、平衡营养的认识,及饮食结构上要全面,这样才能满足人体各种营养的需求。"五谷"是膳食的主要组成,能够补养人的身体;"五果"能助五谷使营养平衡;"五畜"能弥补食物中优质的蛋白质与脂肪的不足;"五菜"中的多种维生素和丰富的膳食纤维是健康所必需的。

(1)五谷杂粮,合理搭配　五谷是现在人们的主食。一般成年人每天摄入250~400克谷类食物为宜。要注意粗细粮搭配,每周至少吃3次粗粮,这样才更有利于健康。同时提倡谷类与豆类混合使用,营养翻番。例如河南的原阳大米,因黄河水有机化合物和多种微量元素含量丰富,以及盐碱地改良后的特种地质和昼夜温差大的特殊气候,共同孕育出无污染、无公害、晶莹剔透、软筋香甜的特点并因此而闻名全国。原阳大米蛋白质、氨基酸、微量元素含量高,富有营养。

(2)水果相助,营养搭配　常吃各种水果有利于营养平衡。一般成年人一天吃200~400克为宜。水果还有利于祛病强身,如民谚称"一日三枣,长生不老",而西瓜则有"天然白虎汤"之誉,《本草纲目》称西瓜味甘性寒,可以清热解毒、除烦止渴、利小便。所以民间常说"夏天吃西瓜,中药不用抓"。

(3)五畜禽蛋,营养丰富　中医认为,"五畜"属于血肉有情之品,营养价值高。成人每天摄入畜禽肉类50~70克为宜。奶、蛋也是人们较易获得的良好食品。中医认为,奶类食品有补虚损、益肺胃、生津的作用,蛋类有滋阴润燥、益血益肺的作用。成人每天摄入蛋类25~50克,饮1~2杯奶(200~400克)为宜。

(4)蔬菜充足,疏通壅滞　每天食用充足的蔬菜,能够辅助谷气,疏通壅滞。每人每天应摄入300~500克新鲜蔬菜。如民谚称"早吃三片姜,胜过人参汤"。河南省还有很多名优特产,如新郑大枣、开封西瓜、中牟大蒜、确山板栗、洛阳樱桃、西峡猕猴桃、灵宝苹果、西峡山茱萸、南召辛夷、洛阳牡丹、民权葡萄、方城裕丹参、内乡杜仲、永城辣椒等,都可作为饮食调养之品。

2.五味调和 食用食物不仅是为了充饥,其中还蕴含了养生以及保健的智慧。《易经》中说过,食物中所具有的"五味""五色"是与人体内"五脏"相对应的,它们彼此滋养。知道这些其中道理后,简单的家常便饭便可以吃出健康的身体、强壮的体魄,便可以享受美食与幸福的人生。

(1)食物的颜色与养生

1)红色的食物促进分泌功能与循环能力的提高:红色食物能够促使肾上腺素的分泌功能和循环能力提高,是神经系统达到兴奋的状态,起到了养心入血、活血化瘀的功效。红色的代表食物番茄,每天食用一个番茄,能够很好地预防前列腺癌。那些心脏功能不是很好常常感到心烦和郁闷的人应多食用红色的食物,比如山楂、桃子、红心萝卜及西瓜等。

2)黄色的食物具有养脾的功效:黄色食物能够刺激神经系统及消化系统,提高人的逻辑思维能力。黄色的代表食物是玉米和胡萝卜等富含维生素 A 的食物,经常食用能够预防感冒、动脉硬化以及老花眼等病症。脾胃失调和腹泻的人,应该多吃南瓜、黄豆及玉米等食物,可以起到养脾的功效。

3)青绿色食物具有养肝的功效:青绿色的食物不仅可以调节人们的情绪,而且能够缓解失眠症状。绿色除了代表蔬菜之外,还可以代表绿茶,对于"三高"等这一类富贵病,具有良好的预防与治疗功效。此外,在喝酒的时候应该搭配一些青梅、青豆或者青菜,这样可以消除或减少肝脏所受的损伤。

4)白色食物具有养肺的功效:常常咳嗽的人,应该多吃白萝卜来化痰止咳;肺功能不好的人应该经常吃藕和梨及白肉以滋养肺部。最具有代表性的是燕麦片,可以使胆固醇降下来,而且可以很好地治疗糖尿病。

5)黑色的食物具有补肾、抗衰老的功效:黑色的食物中最具有代表性的是黑木耳,每天食用 5～15 克,可以使血液黏稠度降下来。经常食用黑豆、黑芝麻、桑椹、黑米及黑鱼,能够起到补肾的作用,女性可以将黑米当作主食,能够起到抗衰老和滋阴的功效。

(2)饮食五味与养生

1)咸味入肾:咸味的食物可以增强人们的体力和增进食欲,在呕吐和大汗之后,可以喝点淡盐水,能够很好地防止体内微量元素的消耗。肾主水,而水又败火,或对应着心脏,因此不可过度食用咸味的食物,否则便会损耗、伤害到心脏,导致高血压及各种心血管疾病的发生。养肾的最佳季节为冬季,应该多食海蜇、海带、猪肉及大豆等咸味的食物。

2)苦味入心:味苦的食物具有清热解毒、泻火通便等作用。夏天主火,对应着心脏,三伏天的时候,心脏的负荷会加重很多,而心动就会影响到五脏六腑,因此在夏季要注重养心。不但要保持心平气和的情绪,而且应该多食可可、杏仁、苦瓜等苦味的食物。

3)辛味入肺:辛味的食物具有祛风散寒及解表止痛的功效。肺属金,而心属火,在夏天的时候心火旺盛,会影响肺功能。所以,夏天的时候不仅要注重养心,还要注意养肺。而养肺的最佳时间就是秋季,应该多食姜、鸡肉及葱等辛味的食物。

4)甘味入脾:甜味的食物具有补热量、养气血、调和脾胃及排除毒素等功效。在4个季节当中都要重视养脾胃,因为脾胃为后天的根本,人们身体气血生化的源头。所以,脾胃不好的人,应该经常食用枣等甜食。不过,由于脾属土,而肾属水,土又克水所以食用甜味的食物必须适量,不然就会影响肾脏功能的正常工作。

5)酸味入肝:常常食用酸味的食物能够使肝功能提高,而且还可以增进食欲,使消化系统可以正常运作,还可以起到解毒、抗菌及抗病毒等作用。

五味调和是指食物的味道不同,其对于人体作用也不尽相同。

(3)饮食应与体质相宜　同样的事情,对于不同的人,常会有不一样的效果。比如,同样是吹空调,有的人感觉凉爽,有的人却会感冒;例如吃火锅,有的人吃得酣畅淋漓,有的人却满脸长包,甚至便秘。原来都是体质不同惹的祸。现代人的健康意识逐渐增强,对于保养身体也非常重视,有事没事就弄点补品吃。但是补品虽好,却不能乱吃,应该针对自身的体质来进补。否则,将会得不偿失,造成不良后果。比如,有的人阴虚,腰酸乏力,盗汗自汗,手足心热,却也吃人参,这样身体失调更严重,人参适合补气虚,特别是元气虚的人。所以弄清自身的体质类型,是食疗养生保健的第一步。

中医将人的体质分为4种,即寒、热、虚、实,具体来说,又可分为平和体质、痰湿体质、气虚体质、血瘀体质、阴虚体质、阳虚体质、湿热体质、气郁体质、特禀体质9种(见本书体质养生)。分辨出自己的体质,才能选择适合自己的饮食养生方法。

(4)养成良好的饮食习惯

1)饮食六宜:《养生录》指出食宜早些,食宜暖些,食宜少些,食宜淡些,食宜缓些,食宜软些。

A.食宜早些,好处多多:什么时候吃三餐? 这个问题看似简单,但实际是有科学原则的,而三餐早吃好处多多。

早餐:人在睡眠时绝大部分器官得到了充分休息,而消化器官却仍在消化吸收胃肠道食物,到清晨才进入休息状态。若早餐吃得太早,必会干扰胃肠休息,使消化系统长期处于疲劳应战的状态,扰乱肠胃正常蠕动节奏。所以早餐在七点左右,因为这时人的食欲最旺盛。一般来说,上午身体消耗热量多。早餐应吃好,不吃早餐,宜患消化道疾病、胆结石,加速衰老,导致肥胖,影响儿童发育。

午餐:俗话说"早吃好,午吃饱,晚吃少"。午餐不仅要补充上午大半天消耗的能量,还要保证下午工作的精力和效率。午餐凑合不规律易患胃病,易精力不济,因为经过一上午的辛苦工作,一顿没有营养的午餐,午后工作精力肯定打折。不规律的饮食会造成身体代谢紊乱,胃纳差、厌食等消化系统疾病。

晚餐:俗话说过午不食,晚餐宜早、宜少。吃得多易引起胆固醇升高,刺激肝脏制造成更多低密度脂蛋白,诱发动脉硬化,长期晚餐过饱,反复刺激胰岛素大量分泌,造成胰岛素细胞提前衰竭,从而埋下患糖尿病的祸根。晚餐过饱还可使胃胀对周围器官造成压迫,胃、肠、肝胆、胰等器官在餐后紧张工作回传信息给大脑,引起大脑活跃,诱发失眠。

B.食宜暖些,适温适口:饮食宜温为宜,过冷过热对身体都不好。长期饮用过热的食物易损伤消化道黏膜,特别是食管黏膜,久之可引起食管癌。过食生冷会损伤脾胃,特别是老人和儿童不仅损伤胃肠消化功能,也会导致感冒、咳嗽、慢性胃炎。因此饮食宜适温适口为宜。

C.食宜少些,七八分饱:饮食定时,又要适量。中医认为"七八分饱为宜"。"过饱伤人,饿治百病"这是古人长期养生经验早就提出的说法。特别是晚餐要少吃,晚餐过饱弊病过多,可能引起失眠、肥胖、便秘、高血压、糖尿病、胰腺炎、胆囊炎等。饿是一种养生法。现代医学研究证明很多疾病都和饱食有关。例如感冒,有时候吃多了积食、生了内热,再受点风寒,易引起感冒。而感冒后,清理肠胃,适度饿肚子反倒易痊愈。脾胃病也是饮食无度及无规律引起的,脾胃长期得不到规律休息,功能自然日益消退。已成慢性胃病。暴饮暴食宜诱发胰腺炎。又如高血压、心脏病、肝脏病、阿尔茨海默病都与饮食有密切关系。适度饮食可以让身体器官得到休息。病从口入,饮食有节、五味清淡方可养五脏。

D.食宜淡些,少食肥甘:随着生活水平的提高,现代人饮食多是高热量,高脂肪、过咸、够辣、味道够重才够过瘾。这样饮食习惯易导致很多疾病的发生,如肥胖、便秘、高血压、心脏病、糖尿病等。中医认为,饮食宜清淡,粗细粮搭配,不要过咸、过甜、过辣、过度使用肥甘厚味。过咸易患高血压,过辣易生内火,伤脾胃,易引起便秘、感冒等疾病。

E.食宜缓些,吸收更好:当前人们工作节奏够快,生活压力够大,很多人吃饭都养成了狼吞虎咽的习惯。我国历代医家和养生家都非常重视细嚼慢咽。孙思邈《每日自咏歌》云:"美食须熟嚼,生食不粗吞。"食不欲急,急则损脾,法当细嚼令细。暴饮暴食易伤脾胃,不利于消化吸收,还易发生噎、呃、呛、咳等意外。因此提倡吃饭细嚼慢咽。

F.食宜软些,有助消化:饮食不宜过硬,常食过硬食物,一方面会使牙齿过度磨损,另一方面不易消化,易伤脾胃。因此,中医提倡饮食宜软,特别是老年人牙齿脱落、胃肠功能减退更不宜食硬物。

(2)饮食二忌　很多人在拿到中医开的药方后,都会问到这样一个问题:"吃这药忌口吗?"这是因为饮食会影响病情,所以我们从中医角度谈谈饮食与病情、药物方面的禁忌。

第一是饮食与疾病相忌。根据病症的寒热虚实、阴阳偏盛,结合食物五味的特性,古代医家把患病期间所忌食的食物概括为以下几类。

生冷:冷饮、冷食、食用大量的生蔬菜和水果等为脾胃虚寒腹泻患者所忌。

黏滑:糯米、大米等所制的米面食品等,为脾胃虚寒和外感患者所忌。

油腻:荤油、肥肉、油煎炸食品、奶酥、奶酪等,为脾湿或痰湿患者所忌。

腥膻:鱼、虾、蟹、羊肉、牛肉等为风热证、痰热证、斑疹、疮疡患者所禁忌。

辛辣:葱、姜、花椒、辣椒、韭菜、酒、烟等,为内热患者所禁忌。

发物:有些食物可导致旧病复发、新病加重。除了上述腥膻、辛辣等食物外,还有一些特殊的食物如荞麦、黄豆芽、苜蓿、鹅肉、鸡头、猪肉等,为哮喘和皮肤病患者所忌。

第二是在服用中药时,有些食物对药物及疾病有不良影响,则应忌服。如人参忌萝卜;如水肿忌盐,但长期缺盐易引起低钠血症,不宜绝对忌盐;黄疸忌食胡萝卜等。

食物要吃新鲜的,不要吃隔夜的剩食及腐败变质的食物。

四、合理有度　运动养生

(一)运动养生的概念

运动养生是用活动身体的方式实现维护健康、增强体质、延长寿命、延缓衰老的养生方法。古人称运动养生为动形,即运动形体(身体)的方法,属传统养生学中的养生方法。在全国范围内倡导以"和谐我生活、健康中国人"为主题的全民健康生活方式行动,提出第一阶段"行动"的主题是"健康一二一"行动,其内涵为"日行一万步,吃动两平衡,健康一辈子",即是提倡运动养生。

医学的发展,为运动养生提供了理论依据、指导原则、发展方向及必要限制等,使运动养生向全面、合理的方向发展。流通气血、长养精神、强筋壮骨、滑利关节、坚肤壮肌、聪耳明目、充脏畅腑,从而达到精力旺盛,气血充足,思维敏捷,反应快速,耐力持久,老而不衰。运动养生,运动是形式,养生是目的。

(二)运动养生的意义

我们的祖先很早就认识到宇宙生物界,特别是人类的生命活动具有运动的特征,因而积极提倡运动养生。《吕氏春秋》中就指明了运动养生的意义:"流水不腐,户枢不蠹,动也。形气亦然,形不动则精不流,精不流则气郁。"这里用流水和户枢为例,说明运动的益处,并从形、气的关系上,明确指出了不运动的危害。非常明显,此在说明一个道理:动则身健,不动则体衰。《黄帝内经》也很重视运动养生,提倡"形劳而不倦",反对"久坐""久卧",强调应"和于术数"。所谓"术数",据王冰注:"术数者,保生之大论。"即指各种养生之道,也包括各种锻炼身体的方法在内。由此看来,古人是非常重视运动保健的,"动则不衰"是我们中华民族养生、健身的传统观点,这同现代医学的认识是完全一致的。现代医学认为"生命在于运动",运动可以提高身体新陈代谢,使各器官充满活力,推迟向衰老变化的过程。运动可增强脾胃功能,华佗指出:"动摇则谷气得消,血脉流通,病不得生。"说明运动有强健脾胃的功能,而脾胃健旺,气血生化之源充足,才能健康长寿。运动能增加肺的功能,经常运动的人。胸围呼吸差能达到 9～16 厘米,而很少运动的人,胸围呼吸差只有 5～8 厘米;一般人的肺活量是 3 500 毫升左右,常锻炼的人,由于肺脏弹性大大增加,呼吸肌力量也增大,故肺活量比常人大1 000 毫升左右。此外,运动又可使呼吸加深,提高呼吸效率,常运动的人每分钟为 8～12 次,而一般人为 12～16 次,其好处在于能使呼吸肌有较多的休息时间。一般人由于呼吸浅,每次呼吸量只有 300 毫升左右,而运动员则可达 600 毫升。还有,经常运动锻炼,又可增强卫外功能,适应气候变化,从而有助于预防呼吸道疾病。运动能提高肾脏的功能,这是因为运动使新陈代谢旺盛,代谢废物大部分是通过肾脏完成,使肾功能得到很大锻炼。中医认为肾主骨,不少中老年人常见的骨质脱钙、骨质增生、关节挛缩等疾病,也可通过经常的运动,而得以预防。运动使人精神愉快,运动可促使脑血液循环,改善大脑细胞的氧气和营养供应,延缓中枢神经细胞的衰老过程,提高工作效率。尤其是轻松的运动,可以缓和神经肌肉的紧张,起到放松镇静的效果,对神经官能症、情绪抑郁、失眠、高血压等,都有良好的治疗作用。

(三)运动养生的原则

生命在于运动,把健康寓于适当的锻炼之中,是一种既经济而又有实际效果的养生方法。运动使整个人体血液循环增强,全身新陈代谢旺盛,有益健康长寿。但运动也要遵循一定的原则,否则适得其反危害健康。运动养生的方法有很多,我国传统的健身术五禽戏、太极拳、太极剑、八段锦,现代普遍应用的散步、慢跑、游泳、跳舞等运动都可以达到养生健体的作用。但是不论应用哪一种运动方法来养生都要遵守以下几点原则。

1. 动静结合　不能因为强调动而忘了静,要动静兼修,动静适宜。运动时,一切顺其自然,进行自然调息、调心,神态从容,摒弃杂念,神形兼顾,内外俱练,动于外而静于内,动主练而静主养神。这样,在锻炼过程中内练精神、外练形体,使内外和谐,体现出"由动入静""静中有动""以静制动""动静结合"的整体思想。《健康格言》中说:"久坐不动,易伤血气,脑力者应慎之;身动过剧,易损内脏,体力者应戒之。"故而说有动有静才无病无痛。

18 世纪法国著名的思想家和哲学家伏尔泰提出的"生命在于运动",运动能提高机体的新陈代谢,增强心肌的收缩能力,提高肺活量,使各器官充满活力,从而推迟各器官的衰老变化,增强体质,减少疾病。然而,古今中外也有静止对健康重要性的认识。如"养生在静""静养存精者长寿""生命在于静止"等。禅师、书画家中长寿者众多,他们多静而少动。现代医学亦观察到,人体在静止沉默的状态下,身体的各个系统都趋向于平缓,神经肌肉松弛、心率呼吸减慢、血压代谢下降、细胞分裂变慢。大量的科学观察表明健康长寿者往往是那些生活得比较平静,并不进行剧烈运动的人。事实上职业运动员和喜欢进行大运动量活动的人,往往人到中年就已病痛缠身,因为他们先前的训练是超常规、超负荷的,早就埋下了损害健康的祸根。

这样就产生了一个问题,要想健康长寿,到底是要多运动,还是注重静养好呢? 其实,运动与静养之间也是对立统一的关系。古人云:"马不行而脚直,车不驾而自朽。"人离不开动,其实人的身体也是在劳动中不断进化的。综观历代养生理论,要想健康长寿,既要动也要静,应当动静结合,炼养结合,其要诀在于"体动心静",即身体要多运动,心境要安静。

各种运动,如健身跑、散步、打太极拳、练气功、跳保健操等,应根据个人的年龄、体质、职业和习惯区别对待。年轻人体质好,应积极参加体育锻炼,中老年或体质较弱者,则应以静养为主,对中老年人而言,"要散步,不跑步"似乎是更为科学的提法,每日散步 1～2 小时,可促进人体的新陈代谢,增强体质,延缓衰老。然而,运动也决非多多益善,要适可而止,倘若运动太过亦会损害健康。因长时间进行剧烈运动,会使人体的新陈代谢长期处于旺盛状态,缩短了人体细胞分裂的周期,从而加快器官组织的磨损与衰老。

过分强调"生命在于运动"或者"生命在于静止",都是在强调事物的这一面时,又排斥了事物的另一面。生命的本质其实在于平衡,宇宙的万事万物不能不遵循这一法则,这也是宇宙间一切生命存在永恒不灭的法则。那么怎样理解所说的平衡?

(1)环境平衡 一切生物体都必须与周围环境保持平衡,人与自然失衡,就会生病,甚至不能生存。

(2)营养平衡 五味调和,不偏食,才能促使人体的均衡生长发育。

(3)阴阳平衡 万物均有阴阳属性,"一阴一阳谓之道",一旦阴阳失衡,人就会生病。

(4)心理平衡 情绪是生命的指挥棒,精神崩溃会导致身体崩溃,生气和忧郁皆是导致生病的重要祸根。

(5)动静平衡 保持健康,必须要做到有张有弛,劳逸结合,动静相当。

人的生命无时无刻不在进行动静交替,并与宇宙万物相呼应,所谓"日出则起,夜临则眠;久坐思立,久立思坐;久动思静,久静欲动"。每一器官和功能,都有其动静交替的规律,一动一静,都有利于人体健康,若动静偏废,则有碍健康,这是人类养生的真谛。

2. 适度运动 运动养生是通过运动来达到养生延年的目的。运动时一定掌握好运动量的大小,太小达不到运动的目的,太大则超过了机体的耐受限度,又会使身体因过度疲劳而受损。因此,运动养生强调循序渐进,量力而行。若运动后食欲减退,头昏头痛,自觉劳累汗多,精神倦怠,说明运动量过大,超过了机体耐受的限度,会使身体因过劳而受损。孙思邈在《千金要方》中就告诫人们:"养性之道,常欲小劳,但莫大疲及强所不能堪有。"

3. 长期坚持 锻炼身体不是一朝一夕的事,要注意经常坚持不能间断。《吕氏春秋》那句"流水不腐,户枢不蠹",一方面指出了"动则不衰"的道理,另一方面也强调了经常、不间断运动的重要性。因此,只有持之以恒、坚持不懈地进行适当的运动,才能收到养生健身的功效。

4.因时而动　早在2 000年前,我们的祖先就已经提出了"起居有常"的养生主张,告诫人们要顺应阳气变化,合理安排日常生活。清代养生家张志聪把一日比作四时,他说:"一日分为四时,朝则为春,日中为夏,日入为秋,夜半为冬。"因此,提出一天中的运动应该遵循早晨阳气始生,日中而盛,日暮而收,夜半而藏的规律。在运动时注意顺应阳气的运动变化,才能够起到"事半功倍"的养生效果。

5.因人而动　对于老年人来说,由于肌肉力量减退,神经系统反应较慢,协调能力差,宜选择动作缓慢柔和、肌肉协调放松、全身能得到活动的运动,像步行、打太极拳、慢跑等。而对于年轻力壮、身体好的人,可选择运动量大的锻炼项目,如长跑、打篮球、踢足球等。此外,每个人工作性质不同,所选择的运动项目亦应有差别,如售货员、理发员、厨师要长时间站立,易发生下肢静脉曲张,在运动时不要多跑多跳,应仰卧抬腿;经常伏案工作者,要选择一些扩胸、伸腰、仰头的运动项目,用眼较多时,还应做一些望远活动,让双眼得到舒展。总之,运动项目的选择,既要符合自己的兴趣爱好,又要适合身体条件,对脑力劳动者来说,宜少参加一些使精神紧张的活动,而体力劳动者则应多运动那些在职业劳动中很少活动的部位。

(四)运动养生的具体方法

1."动则不衰"　"动则不衰"是我们中华民族养生、健身的传统观点。世界卫生组织(WHO)早就指出:"许多人不是死于疾病,而是死于无知,死于自己的不健康生活方式。"

有史以来,人们都希望自己长生不老,甚至有人花费毕生的精力去从事炼丹和发掘长生不老药的研究。随着社会精神和物质文明变迁和科学技术的发展,人类的平均寿命不断延长。人们不仅满足于长寿,还希望在长寿的同时有更高的生活质量。现在,越来越多的人意识到了"运动养生"这个概念,开始崇尚健康的生活方式,对待生活的观念也在不断地更新。

中医将精、气、神称为"三宝",与人体生命息息相关。运动养生正是抓住了这3个环节,调意识以养神;以意领气,调呼吸以练气,以气行推动血运,周流全身;以气导形,通过形体、筋骨关节的运动,使周身筋脉畅通,营养整个机体。如此,则形神兼备,百脉流畅,内外相合,脏腑协调,机体达到"阴平阳秘"的状态,从而增进机体健康,以保持旺盛的生命力。

下面介绍常用的养生运动。

(1)走　我国传统医学认为"走为百练之祖"。坚持走步锻炼,就是运用脚掌与地面的机械接触来刺激脚掌的穴位,激活经络,借以运行血气,营养全身,使人体各部分的功能活动保持协调平衡,达到防病治病、延年益寿的目的。对正常人而言,无论男女老少,走的运动强度是相对较小的,因而可以持续较长的运动时间。日本研究表明成年人如果每周至少行走 2 次,每次至少 20 分钟,并不断增加行走步率。如此运动 32 周,其耐力、活力和心理健康状况均会得到显著改善。研究人员把 200 名 42～75 岁成年人随机分成对照组和运动组,运动组成员除走路外,每 4 周还参加 1 次 2 小时的运动课。结果显示,32 周后,运动组成员的行走耐力及 30 秒内坐下站起次数有显著提高。与对照组相比,运动组的男性在综合健康和心理健康方面改善更明显,女性则在身体功能、综合健康和活力方面提高得更快。

健身走就具有以上锻炼价值。健身走对骨骼、肌肉的负荷不大,故可以持续较长的时间,但由于是为了增进健康、增强体质,健身走的速度比正常走要快一些,速度快了,能量消耗也就随之大了,从而促进身体能量代谢,达到健身走的锻炼目的。健身走还有很多的好处,对青少年来说,通过各种方式的行走练习,可以培养他们养成正确的走姿,塑造良好的体形;对中老年人而言,坚持健身走,可以加强腿部骨骼、肌肉的质量,保持良好的心血管、呼吸系统的功能。健身走主要有以下几种方式。

1)健步走健身:锻炼者可选择上午有日照后或傍晚锻炼,运动中身体放松、头部端正、目视前方、两臂自然摆动、两腿自然迈步,步幅较普通步行稍大,步频较普通步行稍快,且精神饱满,呼吸自然有节律。

2)倒走健身:可利用晚上散步时或工间操时间,每次走 300～500 米,以中等速度为宜。倒走时,上体自然直立,不要后仰,步幅要小于正常行走的步子,脚掌先着地,再过渡到全脚,摆臂与迈步要协调一致,可用眼睛的余光注意身后的路面,自然呼吸,不要憋气。还可治疗腰痛、腰椎间盘突出。注意周围环境、注意安全。

3)爬楼梯巧健身:向上爬时,身体自然直立,不要撅臀,脚掌用力蹬地,使大腿高抬,自然呼吸。下楼时要保持稳健的步伐,速度不可太快,谨防踩空和滑倒。锻炼时可用 1 分钟爬 4 层楼的速度,即约 1 秒爬 1 阶,一般每次锻炼 5 分钟,每天 2～3 次,可结合日常生活进行。

(2)跑　短跑,对于青少年来说,可以有效地提高人体运动在缺氧情况下的工作能力,发展无氧代谢能力;提高大脑皮质兴奋与抑制的交替速度,使反应速度加快,反应时间缩短,对发展速度、力量、灵敏等素质有积极的作用。那么长跑的特点是运动强度较小,持续时间长,能量消耗大,坚持长跑健身锻炼大有好处。它能增强和提高心血管、呼吸、神经等系统的功能,对某些慢性疾病也有治疗作用,所以当今多为人们采用。健身长跑不受场地条件限制,易于开展,是一项可以终身受益的体育锻炼项目。跑步最好是几个人搭伴进行。结伴跑步能改善脑组织的空间定位,增强脑细胞之间的联系,从而促生新的脑细胞。

（3）跳 通过经常的跳跃练习，可以有效地提高多种神经过程的灵活性和支配肌肉收缩与放松的能力，能改善位觉器官和前庭器官的技能，提高平衡与协调能力。通过练习，可以有效地发展腿部力量。

（4）骑自行车 自行车多年来一直是我国传统的代步工具。随着人们生活水平的提高和工作、生活方式的改变，汽车逐渐取代自行车。但其实骑自行车是一种很好的健身锻炼方式，对心血管健康很有好处，同时还可以使大腿变得更强健。但是要注意，以下三类人进行此项运动时需要加以注意。

首先男性不适合将骑自行车当作长期锻炼项目。因为自行车车座窄小，如果男性长时间骑车，睾丸、前列腺等器官受到长时间挤压后会出现缺血、水肿、发炎等状况，从而影响精子的生成及前列腺液和精液的正常分泌，严重者甚至可能导致不育。

其次，虽然国内外多项研究表明，骑自行车能够对心血管等疾病的预防有好处，但如果没有医生的指导，不科学的自行车运动会使已经患有高血压的人血压升高、冠心病患者心脏负担加重、疝气患者的严重程度加深、脑震荡后遗症患者和癫痫病患者也容易出现意外摔倒的情况，所以患有这5类疾病的人也不适合经常从事这项运动。

最后，青少年正处于生长发育阶段，骨质柔软。如果为追求时髦而选用车把较低的自行车进行锻炼，时间长了就会影响脊柱的弯曲度，影响形体发育，所以青少年用自行车锻炼应该注意正确姿势。

此外，骑车锻炼时不要选择市区马路作为锻炼地点，因为汽车尾气及尘土对运动中的人危害极大。骑自行车时，由于运动量加大，心肺功能增加，如果无法避开废气和尘土，那么被动吸入的有害气体将会随着心肺功能的加强而快速传遍全身，进而毒害到全身脏器。短期内使人感到心里不舒服、干咳；时间长了人会头痛、浑身无力。长年累月在马路上骑车锻炼，被动吸入的废气还可能引发肺部疾病。

另外，处在生理周期中的女性，因为身体抵抗力较弱，所以不适合在污染严重的马路上从事这项运动。夏季日晒强烈，容易中暑，也不适合选择马路作为活动地点。

（5）台阶有氧运动法 里伯尼斯说："有节奏的运动比随意的运动对身体更有益处。"

当我们的身体按照音乐节奏运动时，我们的心跳、呼吸也都能在优美的韵律中得到统一。台阶有氧运动，主要是随着设定好的音乐节奏，在一个台阶上迈上迈下，以锻炼大腿前后的肌肉（股四头肌和股二头肌）。当这些肌肉觉得酸痛时，运动就应停止，去做一些别的有氧运动，几天后再回来做台阶有氧运动。

（6）水上有氧运动　对于老年人和肌肉虚弱的人来说,水上有氧运动是一个极好的选择。因为它可以防止在坚硬的表面上摔倒,并为身体提供支撑,通常为关节炎的人所选用。水中有氧运动包括在齐腰到齐肩的水中做各种肌肉动作或行走。

（7）游泳　游泳可以锻炼全身,而不施压于关节和肌肉,所以经常被推荐给肌肉和关节有问题的人。游泳者可以根据自身的节奏运动,循序渐进,逐渐增加到每次持续游30分钟。另外,每次游泳最好不要超过45分钟。有关专家指出,人在水中容易散热,但在水中时间过长,身体产生的热量低于水中散热,体温调节功能就会遭到破坏,这时会出现皮肤中动脉收缩,小静脉扩张,使血液停滞在皮下静脉内,造成皮肤青紫、嘴唇发黑,身上起"鸡皮疙瘩",甚至发生痉挛现象。

也有专家认为,长时间泡在水中,会因氯元素侵袭致病。城市所使用的自来水供水系统大都采用氯消毒,人们游泳时,直接与氯接触,这些物质会从水中蒸发并直接被皮肤吸收。一般20分钟以内的氯吸入对人体无大影响,但随着时间增长,就可能导致人体罹患各种疾病。

因此,长时间在水中游泳,特别是在很凉的水中游泳,对身体不一定有好处。如果感觉有不适症状时,应立即上岸擦干身上的水,晒晒太阳,待暖和后尽快穿好衣服,以防感冒、心动过速、肌肉劳损等病症发生。

（8）耐力训练　耐力训练是一项强健体魄和肌肉的有氧运动。在相似强度的运动中,耐力训练会使肌肉更加强健,但不会提升心脏功能,因为肌肉比脂肪组织需要消耗更多的卡路里,所以肌肉量的增加最终会维持较理想的体重。根据人们的不同生理特点,可以制订不同的耐力训练计划。比如,假若训练不得当,举重就有高风险,可能伤及肌肉和关节。想要举重的人需要一些基本指导,包括如何负重和调节重心、如何呼吸等问题。

2. 运动养生要因人而异　同一运动项目,同样的运动量,在不同的人身上往往可出现截然相反的结果。例如同样是跑1 500米,跑的速度也完全一样,健康的中青年人往往不觉得很疲劳,跑后稍事休息即可恢复体力,无疑对健康也是有益的;但对老年人来说,这样的跑步将会大大加重其心肺的负担,不利于健康,有些甚至还可危及生命。因此,不同年龄、性别的人,采用运动养生的方法及运动量应有区别。一般来说,年轻人可选择一些运动较剧烈、运动量较大的方法来锻炼,而中老年人及妇女则宜选用一些运动较和缓沉稳而运动量较小的方法。也就是说,运动养生要因人而异。

（1）中年人的运动原则　一般认为,40～60岁是中年期。中年人一方面生理功能处在成熟、平衡、稳定和较为健全的时期,另一方面又进入了某种生理的衰退过程。这种衰退的速度和程度,与是否坚持适当的运动锻炼有着密切的关系。适宜的运动锻炼有助于增进中年人的健康,延缓身体的衰老。

适合中年人身体特点的运动养生项目有跳健身操、打太极拳、练五禽戏、慢跑、散步、登山、游泳等。健身操是一种极为简便易行的锻炼方法,特点是能使全身活动,身体得到均衡的锻炼发展,而且动作可简可繁,可快可慢,运动范围可大可小,运动量容易调整。太极拳、五禽戏是在我用传统养生理论指导下发展起来的,其特点在于注重调心养神,做到动中求静,形神合一。这类运动多是用意不用力,用力不过力,因而不会因运动量过度而伤害身体。慢跑主要是锻炼耐力,可根据个人的具体情况,速度可稍快也可稍慢,跑的距离也可长可短。对于初锻炼的人来说,也可采取跑走相交替的办法。跑步时应用脚的前半部着地,并尽量用鼻吸气,这样会使肌肉放松,跑得轻快。对大多数中年人来说,不宜参加马拉松及越野赛等活动。散步适用于刚刚开始运动锻炼的中年人,其运动量可根据要求随意控制,一般散步的速度以不低于每分钟80~100步为宜。登山览胜,既能锻炼体力,又可怡养心神,可根据身体及自然条件安排进行,有条件者每周一次最好,也可按春、夏、秋、冬四季每季度一次。总以量力而行,适可而止为要,切忌逞强好胜,以免过度疲劳对身体有害。游泳是锻炼心肺功能的很好方式,同时还可以活动筋骨肌肉,凡是会游泳者,应坚持参加游泳锻炼。不过应事先进行体格检查,身体合格者方可参加,而且最好结伴而行,以便相互照顾。其他如骑车、划船、球类运动等,都可根据个人的专长选择运用。

中年人运动尚须注意以下几点:

1)劳动的机会较多,特别是体力劳动者,但劳动并不能代替养生运动。因劳动带有专业性,使某些系统或器官活动较多,而使其他一些系统或器官的功能削弱,甚至受抑制。养生运动则往往是全面的运动,它使人体各个系统及内脏均得到适当的活动,因而对人体来说是一个全面的锻炼。

2)要克服自恃一向身体健康,运动与否无关紧要,或者认为自己身体素弱,从而悲观失望的错误看法。虽然身体一向健壮,但若不注意运动锻炼,则原先强壮的身体会逐渐变得孱弱。而平素体质较弱,只要树立信心,坚持运动锻炼,天长日久,也会得到一个强壮的体魄。

3)对脑力劳动者来说,宜少参加一些使精神紧张的运动,而体力劳动者则应多运动那些在职业劳动中很少活动的部分,有高血压者,以少运动上肢多运动下肢为宜,在运动中也忌垂头过肩。

(2)老年人的运动原则 一般认为,60岁以上为老年期。老年人处于身体脏腑组织功能衰退的时期。在老年期人体可以出现以下一些变化:心输出量减少,血流缓慢,呼吸功能减弱,肺活量降低,骨骼变脆,肌肉逐步萎缩,韧带松弛变长,反应迟钝,行动不灵活等。在老年期脏腑组织衰退的速度与程度同样与是否坚持适当的运动锻炼有着密切的关系。坚持适当的运动锻炼,有助于提高心肺的功能,改善体内物质代谢,从而延缓人体老化的速度。

适合老年人的运动项目主要有打太极拳、练八段锦、练气功、慢跑、散步、搓健身球等。老年人打太极拳,除注意要动作柔和连贯、体态松静自然、形意相随之外,还应特别注意根据自己的身体状况选择合适的架势。体质较强的人可选择较低的架势,每次可做完整套动作;体质较弱的人则宜取稍高的架势,可以根据体力状况只做部分或全部的动作。八段锦是我国传统的运动锻炼项目之一,其特点是动作舒展,运动量不是很大,因而尤其适宜于老年人。慢跑是一种简单易行,比较适合于老年人锻炼的运动,但采用这种运动方法前最好能进行一次体格检查,如能在医生指导下锻炼则更为有利。跑前一定要做好准备活动,跑完要做整理运动。每天坚持散步对老年人尤为适宜,一般每次散步不应少于 20 分钟,这对预防或改善老年人的心肌缺血状况有很大帮助。健身球运动是我国特有的一种运动养生方法,通过搓揉小球,能够通调经络,行气活血,从而延缓脑组织的老化进程。

老年人参加运动更应注意选择适宜的运动量,一般可根据个人的身体状况,选择中等或较小的运动量,不宜采用较大的运动量。较大运动量的心率一般是 125～135 次/分,中等运动量的心率为 110～120 次/分,较小运动量的心率为 90～100 次/分。一般刚开始运动锻炼的老年人应从较小的运动量开始,可以每天坚持散步 20 分钟,以后逐渐增加步行速度。开始参加运动锻炼的老年人要切记不可竭尽全力地去运动,要留有余地,一般只应使用全力的 50%～60%,以免骤然消耗体力太多而带来意外。

老年人运动尚须注意以下几点。

1)老年人可以根据个人的身体条件及爱好从上述运动方法中选择 1～2 项进行锻炼,没有必要采用很多种运动方法,关键在于持之以恒。

2)在疾病治疗期间,未经医生许可,不能参加运动锻炼。以往很少参加运动锻炼的人到了老年,如果想参加一些自己未参加过的运动锻炼,应在医生指导下进行。

3)在运动锻炼中,如果出现胸痛、气喘、心慌、头痛、头晕等情况,应立即停止锻炼,必要时请医生诊治。

4)70 岁以后的老年人即使身体没有什么异常,也不能参加过分激烈的运动,长时间的跑步也不相宜。

(3)妇女的运动原则 运动养生对妇女同样也是适宜的,坚持运动锻炼的妇女不仅体格健壮,而且很少患病。如美国人研究表明从青年期就开始锻炼,并持之以恒,可以大大降低患乳腺癌和生殖器癌的危险。不过妇女不仅相貌、体型与男子有别,而且还有月经、妊娠、分娩、哺乳等一系列的特殊生理变化,因此妇女参加养生运动应考虑到这些生理特点。

适合妇女的运动养生项目往往随其不同年龄及月经、妊娠、分娩等不同生理变化而有不同。这里着重介绍妇女特定的不同生理变化时适用的运动养生项目。①妇女月经期,如果身体健康,月经正常,又无特殊反应,可适当参加健身操、太极拳、羽毛球、乒乓球等运动,以改善身体的血液循环,包括盆腔的血液循环,利于经血的排出。倘若月经过多或月经来潮时反应剧烈,则宜暂停运动。②妇女妊娠期的前3个月由于受精卵与子宫结合不紧,容易流产,所以只能参加一些运动量较小的项目,如散步、练习气功中的放松功等。有习惯性流产者,在此期间不宜参加运动。在妊娠期的4~6个月,可根据体力散步、跳妊娠期健身操等,妊娠7个月至分娩,此期胎儿增大显著,体重增加,身体重心前移,难以维持平衡,心肺负担加重,因此在此期内多采用妊娠期健身操中的卧位动作,以避免疲劳。尤其在临产前1个月,应适当减少运动量。③产褥期若无发热、出血,也没有心、肺、肝、肾等内脏疾病及代谢功能失调等疾病,一般顺产在产后2~16小时即可开始做产后健身操,以促进体力和功能的恢复。妇女月经期、妊娠期及产褥期养生运动的运动量应以轻缓柔和,不感到疲劳为度。

妇女参加运动尚须注意以下几点。

1)月经期运动量宜轻,禁忌游泳,以免过度消耗体力,降低机体抵抗力,而发生其他疾病。

2)妊娠期妇女,应注意适当限制其运动量,并加强监护,要防止运动量过大而引起流产或早产。

3)产褥期妇女参加养生运动应注意身体康复情况量力而行。一般可从简单的运动量较小的运动开始,逐步加大运动量。

五、针灸推拿　经穴养生

（一）经络的概念

经络是人体经脉和络脉的总称。经,有路径之意,是经络系统的主干。络,有网络之意,络脉是经脉别出的分支。

（二）经络的分类

1.十二经脉　从胸部走向手指末端的有手太阴肺经、手厥阴心包经、手少阴心经;从手指末端走向头部的有手阳明大肠经、手少阳三焦经、手太阳小肠经;从头部走向足部的有足阳明胃经、足少阳胆经、足太阳膀胱经;从足部走向胸部的有足太阴脾经、足厥阴肝经、足少阴肾经。

2.十二经别　十二经别是十二经脉在人体头、胸、腹部的支脉,它们加强十二经脉同头、面、心的联系,扩大了十二经脉的主治范围。

3.奇经八脉　奇经八脉是别道奇行的经脉,包括督脉、任脉、冲脉、带脉、阴维脉、阳维脉、阴跷脉、阳跷脉。

4.络脉　络脉是人体内经脉的分支,包括别络、浮络、孙络3类。别络是较大的分支,十二经脉和任、督二脉各自别出一络,加上脾之大络,共计15条。浮络是络脉中浮行于浅表部位的分支,孙络则是络脉中最细小的分支。

5.十二皮部和经筋　十二皮部是以十二经脉在皮肤上的分属部分而划分的,它反映的是经脉气血在皮肤的分布。十二经筋是十二经脉之气濡养筋肉骨节的体系,其主要作用是约束骨骼活动关节,保持人体正常的运动功能。

（三）穴位的含义

中医穴位也称为腧穴,是人体脏腑经络之气输注于体表的特殊部位。对穴位加以按摩刺激,可以达到预防和治愈疾病的目的。

（四）穴位的命名

根据穴位所在的人体部位命名,如心俞、肺俞、脾俞、乳根、大椎穴等。

根据建筑物、街、道、市等通路、处所命名,如天井、印堂、地仓、气街、风市、水道穴等。

根据天文学的日、月、星、辰及地理名称山、川、沟、泽等命名,如太白、天枢、上星、合谷、阳溪、涌泉、曲泽、小海穴等。

根据气血、脏腑等生理功能命名,如三阴交、阳陵泉、气海、血海穴等。

（五）经络养生的基本原理

经络养生就是在中医经络理论的指导下，通过针刺、灸法、推拿按摩、气功、导引等方法，调理人体的经络系统，使气血通畅、脏腑功能协调、机体处于阴阳平衡状态，从而达到防病治病、强身益寿的目的。

1. 经络的治疗保健作用

（1）联络沟通，传导功能　体表感受病邪和各种刺激，可传导至脏腑；脏腑的生理功能失常，亦可反映于体表，这些都是经络联络沟通作用的具体表现。

（2）运行气血，营养全身　气血是人体生命活动的物质基础，经络是人体气血运行的通道，能将营养物质输布到全身各组织脏器，使脏腑组织得以补充营养，筋骨得以濡润，关节得以通利。

（3）抗御病邪，保卫机体　营气行于脉中，卫气行于脉外。经络"行气血"而使营卫之气密布周身，在内和调于五脏；在外抗御病邪。卫气充实于络脉，络脉散布于全身而密布于皮表，当外邪侵犯机体时，卫气首当其冲发挥其抗御外邪、保卫机体的屏障作用。

（4）治疗穴位附近部位疾病　按摩穴位能够治疗穴位所在部位的疾病。例如，后顶穴可以治疗颈部肌肉痉挛；睛明穴可以治疗眼睛疾病。治疗穴位远部疾病，按摩穴位能够治疗本经经脉所行走的远部部位的疾病，尤其是十二经脉在四肢肘、膝关节以下的穴位。

（5）特殊治疗作用　某些穴位对机体的不同状态具有双向调节作用，如按压气海穴，既能治腹泻，又能治便秘。整体治疗作用。针灸或按摩某些穴位，可对某方面病症起到整体性的调治作用，进而调治全身疾病。例如，心动过速者，针灸、按摩内关穴可以减慢心率；心动过缓者，针灸、按摩内关穴可加快心率。

2. 经穴治疗的时间点　人体内的十二正经并不是时刻都在运行的，而是按照一定的规律、时间开始工作，即所谓的"开穴"。中医认为，经气想要运行全身一周，需要经过 12 个时辰，也就是 24 个小时。经气运行分为十二时段，每一时段即为一条经络的开穴运行时间。

（1）子时归肝经及时就寝　子时（23 点至次日 1 点）胆经经气最旺。胆的生理功能是帮助食物的消化代谢，如果不注意按时睡眠就会影响气血回流胆经，容易出现头晕目眩、耳鸣、失眠多梦、神经官能症等。

（2）丑时归肝经，熟睡静卧　丑时（1～3 点），足厥阴肝经气血最旺。肝藏血，即肝脏能储藏、分配和调节全身的血液及疏导全身功能活动，使气血调和。如果肝经气血出问题就会出现胁肋胀痛、胸闷、胃口不佳等，所以说丑时宜静卧。

（3）寅时归肺经，深度睡眠　寅时（3～5点），肺经经气最旺。这时气血由阴转阳，肺经将肝储藏的新鲜血液输送至百脉，迎接新的一天到来。这个时间段人从静变动，是转化的过程，这就需要有一个深度的睡眠。

（4）卯时归大肠经，排除宿便　卯时（5～7点），大肠经经气最旺。大肠运送、排泄废物，如果饮食失调、误食不净食物或其他脏腑失调，就容易出现口干舌燥、腹胀腹痛、便秘等症状。因此，最好养成每天早起后排便的好习惯，避免宿便堆积。

（5）辰时归胃经，早餐要吃好　辰时（7～9点），胃经经气最旺。胃主受纳，腐熟水谷，以助消化。这2个小时是吃早餐的最佳时间段，此时是阳气最足的时候，进食的早餐最易被消化、吸收、代谢、利用，提供一天所需热量。

（6）巳时归脾经，按摩调气血　巳时（9～11点），脾经经气最旺，有利于吸收营养、生血。吃过早餐后，9～11点需要依靠脾胃的运化。如果脾的功能正常，消化吸收好，则血气充足，白天精神充足。

（7）申时归膀胱经，学习、记忆的好时机　申时（15～17点），膀胱经经气最旺。此时大脑气血充盛，人的记忆力和判断力都很强，正是学习、记忆的好时机。上午我们学到的知识，此时来复习，会收到很好的效果。

（8）酉时归肾经，储藏精华的阶段　酉时（17～19点），肾经经气最旺。此时进入储藏精华的阶段，所以不适宜做太强烈的运动，也不适宜大量喝水，以免增加肾脏的负担。

（9）戌时归心包经，开心进食晚餐　戌时（19～21点），心包经经气最旺。心的力量再次增强，心火生胃土，有利于消化，为晚餐时间。此时要保持心情愉快，可以与家人或朋友一起谈谈天或共进晚餐，但晚餐不宜过腻过多。

（10）亥时归三焦经，入眠良时　亥时（21～23点）阴气更重，阳气更弱。此时是入睡的最佳时期，睡前要少喝水，另外，亥时是人体进入到男女阴阳和合的时期，适于房事。

（六）常见的经穴疗法

《金匮要略》说："四肢重滞，即导引、吐纳、针灸、膏摩，勿令九窍闭塞。"四肢才感觉到沉重呆滞，便用导引等方法进行调理，这充分体现了仲景预防为主，重视养生的思想。仲景列举的4种方法，不仅可以作为防病治病的措施，无论是古代还是现代也常作为养生保健的手段。

导引亦作"道引"，是中国古代的一种呼吸运动与躯体运动相结合的养生保健和医疗方法。《庄子·刻意》成玄英疏："导引神气，以养形魄，延年之道，驻形之术。"隋·巢元方《诸病源候论》中载有导引治疗法260多种。在长沙马王堆三号西汉墓出土的《导引图》绘有40余种导引姿势的图像。

　　吐纳又称"调息",也是中国古代的一种养生方法。其操作方法为把肺中的浊气尽量从口中呼出,再由鼻孔缓慢地吸进新鲜的空气,使之充满于肺,即吐故纳新。

　　针灸是针法和灸法的合称,都是在人体穴位上施以一定的刺激以调整脏腑功能,补益正气,或攻泄邪气的方法。针法和灸法既是中医治疗疾病的主要手段之一,也是重要的养生保健方法。有一句似乎是众所周知的谚语:要得身体安,三里常不干。它讲的就是用灸足三里的方法补益脾土、调理气血,以达到养生保健、预防疾病的目的。

　　膏摩是用膏药摩擦局部。膏指用药膏贴敷于身体皮肤以防治疾病的方法。摩指按摩,又称推拿。按摩是中国古代的一种养生保健与治疗方法。其方法是在人体一定部位上运用各种手法作用于人体,有时也令接受按摩的人进行特定的肢体活动。按摩远在先秦时就有记载。

　　我国古代的道家、佛家、医家都应用按摩术以养生养性,道家应用按摩术的历史很久,影响亦深。道家以精、气、神为内三宝,耳、口、目为外三宝,故用按摩施之耳、口、目,外可养形体。佛家所常用的是揉法,其中以揉腹为常用。按照中医的认识,按摩法具有疏通气血、祛病延年的作用。食后摩腹,也具有促进饮食物消化的作用,这对于老年人和脾胃运化衰弱者,是有效而简便的方法。根据现代研究,导引、按摩可以提高机体的新陈代谢能力,促进血液循环和淋巴循环,使器官功能加强,从而延缓衰老。古人认为按摩人体的有关部位可以通经活络,使气血顺畅。现代医学发现按摩可以使身体产生抗氧化的酶,并能刺激肌肉中紧张的肌纤维,反射性地使大脑分泌内啡肽,能驱除疲劳,使心情舒畅愉快。按摩因劳损而酸痛的部位可以使局部血管畅通,供氧充分,有利于因气血瘀滞而产生病变的部位恢复正常。即使没有患病也应经常按摩,最好是从头到脚都按摩一遍,以达到防病的目的。按摩背部是一种很好的健身方式。背部的脊柱周围分布着大量支配内脏生理活动的脊神经,经常按摩背部可以充分调节这些神经的功能,通过神经系统的传导,增强内分泌功能,增加机体的抗病、防病能力。

　　在中医经络理论的指导下,我们可以通过按摩、针灸、艾灸、拔罐、刮痧这5种常见的经穴疗法,调理人体的经络系统,使气血通畅,脏腑功能协调。

　　1. 按摩

　　(1)按摩的取穴方法　在进行按摩治疗时,我们既可以根据人体体表的标志进行取穴,也可以根据手指的尺寸定位取穴,下面我们主要说一下根据手指尺寸定位取穴的方法,即"同身寸"法。以被按摩者本人的手指作为标准度量取穴,称为"同身寸",它分为拇指同身寸、中指同身寸、三指横寸和四指横寸(图1-1)。

拇指同身寸:被按摩者本人的拇指横向宽度为1寸。

中指同身寸:被按摩者本人的中指中节两侧横纹头距离为1寸。

三指横寸:被按摩者本人的中指、示指、无名指并起来,其中间宽度为2寸。

四指横寸:被按摩者本人的示指、中指、无名指、小指并起来,其中间宽度为3寸。

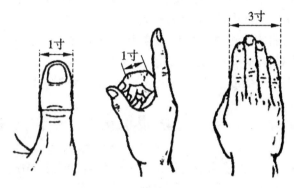

图1-1 按摩的取穴方法

(2)常用的按摩姿势 在家庭中两个人可以互相按摩,被按摩者可以选择正坐、跪坐、仰卧、俯卧等姿势,按摩者要采取方便按摩的姿势,如站立或屈膝跪坐在旁边。

按摩者在进行按摩时要掌握各种按摩方法,如按压各穴位时,伸直双臂,除用手指或掌心施压外,还可借助自身重力的作用施压。

自我按摩时,一般头面部、颈部、胸腹部、上肢、下肢的穴位比较容易按摩,分别根据需要用双手手指指腹或指尖按摩即可。但是腰背部的穴位操作起来较难。

(3)自我按摩时要注意按摩方法 用手指按压时,可一边呼气一边默数"1、2、3",随着数字的增加,力度也要逐渐增加。"1"用力稍轻,"2"用力适中,"3"用力稍重。然后一边吸气一边默数"4、5、6",随着数字的不断增加,力度应该逐渐减小。

(4)常用的按摩手法

按法:用手指指腹或手掌掌面着力于治疗部位或穴位上,逐渐用力下按。

推法:用手指指腹、手掌或拳面着力于人体一定部位或穴位上,用力向一定方向推动。

揉法:用手指指腹、手掌鱼际部或手掌掌面吸附于身体体表部位或穴位上,轻柔缓和地回旋揉动。

捏脊法:用双手拇指桡侧面顶住脊柱两侧皮肤,用示指、中指按压,且必须与拇指同时用力,逐渐捻动向前移。

拍捶法:五指并拢,掌指关节微屈,用虚掌拍打;或者五指并拢,用手掌尺侧(靠近小手指那侧)拍打身体某一部位,称为拍法;用空心拳或拳侧面捶击身体某部位,称为捶法。

啄法:手指自然屈曲呈爪状或聚拢呈梅花状,用腕部上下屈伸摆动来带动指端着力,垂直于按摩部位,呈鸡啄米状。

点法:用屈曲的指间关节突起部位为着力点,按压于某一治疗点上,力度可依据被按摩者的耐受力为限,称为点法。

摩法:将手掌掌面或手指指面轻放于体表治疗部位上,以一点为中心,做环形摩动,称摩法。

叩法:用拳背、掌根、掌侧小鱼际、指尖或桑枝棒叩击体表,称为叩法,也称为击打法。

掐法:用拇指、中指或示指在身体某个部位或穴位上掐压。另与掐法近似的一种指切法,是用一手或两手拇指做一排排轻巧而密集的掐压,边掐边向前推。

擦法:用手指或手掌在皮肤上来回摩擦,用力。

2. 针灸　一般来说,头面部皮薄肉少的地方,应选较短较细的毫针(如0.5 寸长,30～32 号针);而皮厚肉多的躯干、四肢部腧穴,则应选较长较粗的毫针(如1.5～2.0 寸长,28～30 号针)。

(1)选择适当的体位　针刺前必须选择适当的体位,以既有利于腧穴正确定位,又便于针刺施术操作和较长时间留针而不致疲劳为原则。

(2)做好消毒工作　消毒工作包括针具消毒、腧穴部皮肤的消毒和施术手指消毒。毫针的消毒可在75% 的酒精内浸泡 30～60 分钟。腧穴部位皮肤用含75% 酒精棉球擦拭。施术者的手,先用肥皂水洗刷干净,再用酒精棉球涂擦。

(3)两种常用的进针法　①单手进针法:右手的拇指和示指拿针,中指指端紧靠穴位,指腹抵住针身下段,当拇指和示指向下用力按压时,中指随即屈曲,将针刺入皮下。②双手夹持进针法:左手拇指、示指捏住针身下段,露出针尖,右手拇指、示指夹持针柄,将针头对准穴位,在接近皮肤时,双手配合,迅速把针刺入皮下。

(4)针刺的角度　①直刺,针身与皮肤呈90°垂直刺入,适用于肌肉丰厚处的穴位。②斜刺,针身与皮肤约呈45°倾斜刺入,适用于不能深刺或不宜深刺的腧穴。③平刺,针身与皮肤呈15°～20°沿皮刺入,适用于皮肉浅薄处的穴位。

(5)基本的行针手法　①提插法,针尖进入一定深度后,将针从浅层插到深层,再由深层提到浅层,反复地提插。②捻转法,针尖进入一定深度后,进行前后、左右的行针动作,反复多次。

(6)针感　进针后施以一定的行针手法,使针刺部位产生经气的感应,这种针下的感应叫作"得气",现代称为"针感"。产生针感时,针下有沉重紧涩的感觉,在针刺部位有酸、胀、重、麻感。

(7)出针的方法　出针时先以左手拇指和示指用消毒干棉球按于针孔周围,右手持针做轻微捻转并慢慢提至皮下,然后退出。出针后须用消毒干棉球压迫针孔片刻,以防出血。

3.艾灸

(1)常用的艾制品

1)艾炷:艾炷是将纯净的艾绒用手搓捏成圆锥体,常用于艾炷灸。施灸时,每燃尽1个艾炷,称为1壮。

2)艾条:艾条又名艾卷,是用艾绒卷成的圆柱形长条。

3)药艾条:常用药艾条取肉桂、干姜、木香、独活、细辛、白芷、雄黄、苍术、没药、乳香、川椒各等份,研成细末。

(2)艾灸法的分类

1)艾炷灸法:艾炷灸法分为直接灸法和间接灸法。直接灸是将大小适宜的艾炷直接放在皮肤上施灸的方法。间接灸即在艾炷与皮肤之间隔垫上某种物品而施灸的一种方法。

2)艾条灸法:艾条灸法是将艾条一端点燃,对准穴位或患处施灸的一种方法。艾条灸法可分为悬起灸法和实按灸两种方法。

A.悬起灸:施灸时将艾条悬放在距离穴位一定高度上进行熏烤,不使艾条点燃端直接接触皮肤的方法。悬起灸根据实际操作方法的不同,分为温和灸、雀啄灸、回旋灸。

温和灸:将艾条的一端点燃,对准应灸的穴位或患处,距离皮肤2~3厘米,进行熏烤。

雀啄灸:施灸时,将艾条点燃的一端像鸟雀啄食一样,一上一下活动施灸。一般每穴灸5~10分钟。一般认为,温和灸偏于补,雀啄灸偏于泻。

回旋灸:施灸时,艾条点燃的一端与施灸部位的皮肤虽然保持一定的距离,但不固定,而是向左右方向移动或转圈地施灸。一般每穴灸10~15分钟,移动范围在直径3厘米左右。

B.实按灸:将点燃的艾条隔着数层棉布或棉纸实按在穴位上,使热气透入皮肉深部,火灭热减后重新点火按灸。

3)温针灸法:温针灸是针刺与艾灸结合应用的一种方法。操作方法是将针刺入穴位,得气后并给予适当补泻手法而留针,再将纯净细软的艾绒捏在针尾上或用一段长约2厘米的艾条插在针柄上,点燃施灸,待艾绒或艾条燃尽后,除去灰烬,将针取出。

4)温灸器灸法:温灸器是一种专门用于施灸的器具,用温灸器施灸的方法称温灸器灸。施灸时,将纯艾绒或加掺药物的艾绒装入温灸器的小筒点燃,将温灸器的盖扣好,然后置于穴位或应灸部位进行熨灸。熨灸时间以15~20分钟为宜,直至所灸部位的皮肤红润。

4. 拔罐

(1)常用的几种拔罐罐具

1)陶罐:陶罐一般是用陶土烧制而成的,罐的两端比较小,中间略大,形如鼓状,底比较平,依据口径大小,其型号也各不同。

2)玻璃罐:玻璃罐是用耐热的玻璃加工制作而成的,形状如球,罐口平滑,包括大、中、小3种型号。玻璃罐的优点是质地透明,使用时可以直接且清楚地观察到罐内皮肤的充血、瘀血等变化,以更好地掌握拔罐治疗的程度。但是使用时要格外小心,以免罐体破碎。

3)抽气罐:抽气罐的优点是可以避免烫伤,操作方法简单;但缺乏火罐的温热刺激。抽气罐一般包括连体式与分体式两种。按照功用分,则可分为注射器抽气罐、橡皮排气球抽气罐、电动抽气罐等。

4)多功能罐:多功能罐的设计结构不同,功能和种类也都各不相同。有些多功能罐附有凹斗,可以依据治疗需要放入所需的药液或药末,施治时药物可慢慢敷布于治疗部位,从而提高疗效。有些多功能罐,主要结构是用橡胶压制而成的,具有一定的弹性,同时罐内顶部有一个与罐体连为一体的圆形小杯,杯内装有一块特别的永磁体。

5)竹罐:竹罐多用直径3~5厘米且坚固无损的竹子制成。其优点是取材方便、制作简单、价格低廉、不易摔碎、适宜药煮;缺点是易燥裂、易漏气、吸着力小。

(2)拔罐的辅助工具

1)燃料:酒精是拔罐过程中经常要用的燃料。拔罐时,一般要选用浓度为75%~95%的酒精,如果身边没有酒精,可用度数稍高的白酒代替。

2)消毒清洁用品:拔罐前要准备一些消毒清洁用品对器具和拔罐部位进行消毒,比如棉签或酒精脱脂棉球;此外,拔罐时还可用以燃火、排气等。

3)润滑剂:常用的润滑剂一般包括凡士林、植物油、石蜡油等。还有一些润滑剂是具有药用疗效的,如红花油、松节油、按摩乳等,具有活血止痛、消毒杀菌的强大功效。

4)针具:在拔罐治疗过程中,有时会用到针罐、刺血罐、抽气罐,所以,操作者还需要备用三棱针、皮肤针、注射器、针头小眉刀、粗毫针、陶瓷片、滚刺筒等针具。其中,最常用的就是三棱针和皮肤针。

(3)拔罐操作方法　拔罐的方法多种多样,按照排出罐内的空气介质,可分为火罐法、水罐法、抽气罐法等;按照拔罐的方式,又可以分为走罐法、闪罐法、留罐法、刺络拔罐法、药罐法等。

1)火罐法:火罐法又叫拔火罐,是拔罐操作方法中较为常见的一种,主要是利用燃烧时火焰的热力排出罐内的空气,从而形成负压,然后将罐吸附在皮肤上。其中常用的排气方法有闪火法、投火法、贴棉法等。

闪火法:本法特别经济实用,深受患者喜爱。一般先用稍粗的铁丝,一头缠绕石棉绳或线带,做好酒精棒。将酒精棒蘸取95%的酒精,用酒精灯或蜡烛燃着,将带有火焰的酒精棒一头,往罐底一闪,使罐内产生负压,马上撤出,并且迅速将火罐扣在应拔的部位上,即可吸住。

投火法:本法适用于侧面横拔部位。操作者首先用酒精棉球火力达到最旺时,迅速将火罐扣在应拔的部位上,随即就可吸住。这种方法吸附力很强,但由于罐内有燃烧物质,火球一旦落下很容易烫伤皮肤。因此,通常情况下,为了避免烫伤,应将薄纸卷成纸卷、纸条,燃烧到1/3时,便投入罐里,将火罐迅速扣在选定的治疗部位上。

贴棉法:本法适用于侧面横拔部位。首先取用0.5~1厘米的脱脂棉一小块,将其四周拉薄;然后蘸取少量酒精,并压平贴在罐内壁中下段或罐底;最后用火柴点燃后,将罐子迅速扣在选定的部位上。该法操作比较简单,但用此法需要注意棉花蘸取酒精不宜过多,否则燃烧的酒精滴下时,容易烫伤皮肤。

2)水罐法:水罐法是利用热水使罐内温度升高,形成负压,从而使罐吸附在皮肤上的拔罐治疗方法。根据用水的方式不同,该法可以分为储水法、水煮法和水蒸气法。

水煮法:首先,将竹罐放在沸水中煮1~3分钟;然后,用消毒筷子或镊子将罐口朝下夹出来,口向下把水甩干净,迅速投入另一手持的毛巾中,把水吸干,立即扣在需要治疗的部位上,即可吸附于皮肤之上。扣罐之后,要把竹罐扣压在皮肤约半分钟,待其吸牢。

水蒸气法:水蒸气法就是利用水蒸气熏蒸竹罐,将其内部的气体排出来的方法。首先,要将水壶内的水煮沸,水最好不要太多,通常不宜超过半壶;同时在壶嘴处用硬质橡胶管连接,使水蒸气从壶嘴喷出。然后用竹罐口对准喷气口1~2分钟,随即扣在需要治疗的部位上,用手扣压半分钟。

3)抽气罐法:抽气罐法是指直接抽出罐内空气,使罐内形成负压的拔罐方法。抽气罐一般由注射用青霉素等药瓶制成。操作时,先将罐紧扣在需要治疗的穴位上,将注射器从橡皮塞处刺入罐内,抽出罐内的空气,产生负压,从而吸附在皮肤上。

4)走罐法:走罐法是指在罐被皮肤吸住后,在涂上介质而光滑的条件下反复推拉移动罐具,以扩大施治面积的拔罐方法。走罐法所使用罐具的罐口必须十分光滑,同时在操作前要先在所拔部位的皮肤或罐口上,涂上一层凡士林、润滑油等介质,以免拉伤皮肤。

5)刺络罐法:刺络罐法是指用三棱针或梅花针等针头刺破穴位或患病表皮皮肤显露的小血管,当其出血,然后立刻拔罐。

6)药罐法:药罐法是指在拔罐前或后配合外用药物的一种拔罐方法。根据用药途径的不同,该法可分为药煮罐、药蒸气罐、药酒火罐、储药罐、涂药罐、药面垫罐及药走罐等。

5.刮痧

(1)常用的刮痧工具

1)水牛角刮痧板:水牛角制成的刮痧板在几何形状上,常做出不同的边、弯、角及不同厚薄。将其施于人体,不但对各部位具有显著治疗效果,还避免了金属类器具所造成的疼痛、皮肤损伤。

2)硬币:取材方便快捷,分为铜质、铝质两种,一般要选取边缘较厚且没有残缺的大铜钱或铜板。

3)瓷器:一般选用边缘较厚且光滑的无破损的碗、瓷酒杯、瓷汤匙等作为刮痧工具。用其边缘,边蘸水或植物油,边在患者身体的特定部位上刮抹,以刮出紫黑色的痧点为止。

4)棉纱线、头发:用适量的棉纱线或头发捏成一团,蘸取适量的植物油或润滑剂从上至下刮擦。

5)药匙:此用具在医院的药房里最为常见,也是较理想的刮痧工具。

6)有机玻璃纽扣:有机玻璃纽扣是现代较为常用的一种刮痧工具。它取材方便、清洁消毒处理容易。一般情况下,应该选用边缘光滑、较大的纽扣,便于操作者捏拿。

(2)常用的刮痧介质

1)水剂:家用凉开水即为刮痧的常用介质,如果患者在发热,也可用温开水或白酒。

2)油剂:油剂主要指常用香油或其他植物油。天然植物油经提炼、浓缩调配而成,具有活血化瘀、促进血液循环、扩张毛细血管、促进出痧等功效。

(3)刮痧的操作手法

1)持具操作的方法:主要包括刮痧法、挑痧法和放痧法等。

刮痧法:刮痧法根据应用不同,分为直接刮法和间接刮法两种。直接刮法是用刮具直接接触患者皮肤,在体表的特定部位反复进行刮拭,直至皮下呈现紫红色的痧痕或痧点为宜。间接刮法是先在患者将要刮拭的部位放一层薄布,再用刮痧工具在布上刮拭。间接刮法可以保护皮肤,适用于儿童及年老体弱、高热、抽搐等患者。

挑痧法:挑痧法也称挑痧疗法,是指用针刺挑患者体表的一定部位,以达到治疗疾病的方法,通常用于治疗暗痧、宿痧、郁痧、闷痧等病症。操作方法是先用酒精棉球消毒针具和要被挑刺的部位;然后在挑刺的部位上,用左手捏起皮肉,右手持针,对准皮下有青筋的地方,轻快地刺入并向外挑;挑破皮肤0.2～0.3厘米后,再深入皮下,挑断皮下白色纤维组织或青筋;每个部位挑3下后,随即用双手挤出暗紫色的瘀血,反复5～6次;最后用消毒棉球擦净瘀血,敷上纱布,最好用胶布固定。

放痧法:放痧法又称刺络疗法或刺血疗法,它与挑痧法基本相似,但此法刺激性更强烈,多用于发热患者及重症急救,可有效治疗各种重症痧病和痧毒瘀积阻滞经脉的病症等。其操作方法是用消毒好的三棱针、皮肤针等快速点刺皮肤血脉,放出毒痧以治疗疾病。

2)徒手操作的方法:徒手操作主要包括揪痧法、扯痧法、挤痧法、拍痧法、点揉法等。

揪痧法:揪痧法的具体方法为操作者五指屈曲,用示指、中指的第二指节对准揪痧部位(也可用拇指、示指对捏揪痧部位),把皮肤与肌肉夹起,然后瞬间用力向外滑动再松开,这样一夹一放,反复进行,并连连发出"巴巴"的声响。同一部位可连续操作6～7遍,至被夹起部位的皮肤出现痧痕为宜。

扯痧法:扯痧法是操作者用大拇指与示指用力扯提患者需要扯痧的部位,使毛细血管破裂,至出现暗紫色的痧点为止的手法。

挤痧法:挤痧法指操作者用双手示指、拇指或单手示指、拇指,在治疗部位用力挤压,至出现紫红色的痧斑为止。

拍痧法:拍痧法是用虚掌拍打或用刮痧板拍打体表需要治疗的部位,适用于痛痒、胀麻的部位。进行刮痧时,首先手持刮痧板,蘸上润滑剂;然后在患者体表的特定部位朝同一个方向进行刮拭和拍动,至皮下出现痧痕为止。

点揉:点揉法是指用手指在人体需要治疗的部位或穴位上进行点压,同时做画圈或旋转的揉动,此法主要用于头面部、腹部、肢体关节部及手足部等。其操作手法为操作者用拇指、示指、中指指端按压在施治穴位或部位上,用力施压在人体皮肤和穴位上,由轻到重,动作要灵活揉动,持续3～5分钟,以患者感觉酸胀和皮肤微红为度。

（4）刮痧的操作程序

1）在刮痧前，要和患者进行交流沟通，向患者介绍刮痧的基本常识，以消除其紧张、恐惧、精神敏感等不良情绪。

2）准备好刮痧所需要的工具和用品。通常情况要选择边缘光滑、边角钝圆、薄厚适中的刮痧板。

3）刮痧操作者要做好个人消毒和清洁的工作。用香皂清洁或用医用酒精消毒，并检查自己的指甲是否过长，以避免刮伤患者的皮肤。

4）让患者自己选择一个刮痧的合适体位，一般来说，刮痧适宜选取坐位，要用有靠背的椅子。对于腰背部，男士要面向椅背骑坐，女士要侧坐；对于胸腹部、上肢及下肢前侧的刮痧操作，就要取正坐位；如果是刮下肢后侧，就要采取双手扶靠椅背的站立姿势；对于病情严重或体力衰弱的虚证患者可采取卧位，也可根据刮拭部位的需要取仰卧、俯卧或侧卧位。

5）涂抹刮痧润滑剂。患者暴露所刮拭的部位，在刮拭的经络穴位处涂刮痧润滑剂。

6）刮拭时要注意，先用刮痧板边缘将滴在皮肤上的刮痧润滑剂自下向上涂匀，再用刮板薄面约1寸宽的边缘，沿经络部位自上向下或由内向外多次向同一方向刮拭。

7）刮痧一般顺序是先刮头颈部、背部，再刮胸腹部，最后刮拭四肢和关节等部位，关节部位按照结构，采用点揉和挤压的方法。刮拭的方向一般是自上而下、由内而外。

8）刮痧完毕之后，要擦干患者身上的水渍和油渍，并嘱咐患者穿好衣服、适当休息、及时补充一些糖水或白开水，使患者身心彻底得到治疗和放松。

六、两性相悦 房事养生

(一)房事养生的概念

房事又称性生活。房事养生,就是在阴阳天道观思想的指导下,根据人体生理特点和生命规律,通过学习使人掌握必要的知识,进行健康的性行为,促进身体健康,增强体质,防病保健,提高生活质量,从而达到延年益寿的目的。

(二)张仲景的房事养生理论

张仲景在《金匮要略·脏腑经络先后病脉证并治》中说:"房事勿令竭乏。"这是很好的一个养生观念。房事,即性生活,又称房室、入房、阴阳、合阴阳、交媾等。在房事与健康的问题上,中国古代存在多种观念,其中有一种极端的观念主张禁欲。但最主要的观点是,房事不可无亦不可过,既不可禁欲,也不可纵欲。中和为宝,这是中国古代养生学最基本的原则,无太过不及,过犹不及,不及犹过。张仲景所说的房事勿令其竭,即是这种观点的体现。

性行为是人类的一种本能,是人类生活的重要内容之一。故有人把性生活、物质生活和精神生活一起列为人类的三大生活。重视房事养生保健,这也是我国古代养生学的一大特色。但是,由于古代受封建礼教的约束,特别是受儒家思想的长期统治,人们对于性的话题多讳莫如深,错误地认为性乃秽淫之事。人类的性行为除了受机体本身的影响外,还受社会环境、心理、遗传、疾病等因素的影响。但无论是过去,还是今天,如何正确认识性生活、怎样过好性生活才能有益于身心健康,这样的问题历来就为人们感兴趣,受到人们的关注。房事之事是一门科学,它包括生理学、心理学、社会学及医疗卫生学等多学科在内的综合学科。房事问题是一个涉及医学、宗教、家庭、婚姻、伦理道德、文化艺术等许多领域,从心理到生理、从个体到家庭、从家庭到社会,触及面极广,敏感度极高的问题。严肃、科学地研究此问题具有重要的社会现实意义。

房事养生是中国古代性医学中的重要内容,虽然在其发展过程中出现过一些偏颇的认识和行为,但房事必须注意养生,房事可以养生的思想,已成为中国传统文化的一部分,深深扎根于民众之中,并在食、药补益和房事养生方面积累了许多宝贵的经验,至今,仍有许多参考价值。

(三)房事养生的内容

1.房事本乎阴阳天道 房事本身就是阴阳,天道阴阳者,天地之道也。

房事活动体现了一个阴阳的整体概念。长沙马王堆竹简《十问》有这样一段话,尧问于舜曰:"天下孰为?"舜曰:"生为贵。"尧曰:"治生奈何?"舜曰:"审乎阴阳。"

所谓阴阳之道,乃是性爱的真髓、核心,这一基本理论和法则是研究人类生活的一大需要。《礼记·礼运》指出:"饮食男女,人之大欲存焉。"《孟子·告子》云:"食色,性也。"儒家认为男女关系是人伦之始,五代之基。房事生活本乎自然之道,儒家、道家、医家都认为房事过程中可以养生,房事中又必须注意养生。房事养生是以精字为核心的,精是生命的基础。精分为阳精和阴精。房事的结果可以使男女双方都从对方身上获得益处,以加强自身的阴精和阳精,也可能是两败俱伤。于是就构成了对于房事养生的理论认识,即在阴阳相合中趋利避害。

2.房事能促进健康长寿　性是人类的天性,正常的性生活是人体生理之需,它与呼吸、心跳、消化和排泄一样,是人类不可缺少的生理功能。

(1)正常的性生活可促进和保持健康的心理。正常的性生活可预防疾病和不良行为。健康的性爱可鼓舞斗志,使人乐观,积极向上,奋斗有成。科研人员调查结果表明,我国长寿老人都有比较长的和谐稳定的夫妻生活。

(2)异常的性生活会导致多种疾病。《素女经》指出:"天地有开合,阴阳有施化,人法阴阳随时。今欲不交接,神气不宣布,阴阳闭膈,何以自补?"又指出:"阴阳不交,则生痈瘀之疾,故幽、闲、怨、旷多病而不寿。"这些观点都是反对禁欲的。禁欲是违背人类天性和自然规律的。

现代医学调查研究发现,终身未嫁及离婚、鳏寡之男女,乳腺癌发病率比一般人高,死亡率也较高。性科学的研究表明,长期的性压抑,对人的心理发展和工作学习都会产生消极影响,甚至损害身心健康。表现为精神萎靡,四肢无力,不思饮食,严重者可有心悸、胸闷、气喘等;还可出现神经官能症的症状,如睡眠障碍、神经衰弱、焦虑状态等,还可导致性变态等。

性文明是中国古代文明的一个重要组成部分。中国文献典籍多有记载关于男女房事保健的内容,把男女性生活的方法、技巧和卫生保健内容称为房中术,这也是我们的祖先留给我们的一份宝贵财富。在马王堆出土的15种医书中,属于古代房中医学的有5种,分别定名为《十问》《合阴阳》《天下至道谈》《养生方》和《杂疗方》,这是我国现存最早的房中医学著作。

综观中国古代房事保健的典籍,都非常重视情志与房事生活的密切关系,夫妻恩爱和睦,性生活和谐,使人心情愉快,气血调和,经络通畅,有利于身心健康。

从医学的角度来讲,性生活是夫妻双方的事,合房有术,健康而又和谐的性生活是夫妻幸福、延年益寿的基础。《黄帝内经》指出:"能知七损八益,则二者可调,不知用此,则早衰之节也。"这里说明在房事保健中掌握和理解七损八益对人体健康的重要性。

3. 避免房事不节　房事不节包括不懂节制、纵欲无度和不懂房事宜忌、耗伤精气两个方面。抱朴子曾说过,长生的要点,在于房中,上等之士懂得这些,可以延长寿命;中等之士可避免房事行为对自己的损伤;下愚之人则放纵情欲伤身损寿。房事过度,导致劳倦内伤,是致病的重要原因。房事过度常出现的临床表现有:腰膝酸软、头晕耳鸣、健忘乏力、面色晦暗、小便频数,男子阳痿、遗精、滑精,女子月经不调、宫冷带下等。此外,还可以导致旧病复发或加重病情。临床常见的一些疾病因房事不节,而使病情反复发作,病情加重。如冠心病、高血压性心脏病、风湿性心脏病、肺结核、慢性肝炎、慢性肾炎等。

现代研究认为,精液中含有大量前列腺素、蛋白质、锌等重要物质,失精过多,很多重要元素丢失,雄激素亏损,人体免疫功能减退,人体组织蛋白形成能力低下,内分泌失调、血循环不畅,新陈代谢率降低等,促进机体多器官系统发生病理变化而加速衰老。

(四)房事保健的原则和方法

1. 房事卫生　男女双方都应养成睡觉前洗涤外阴的卫生习惯,避免因行房不洁而引起的一些疾病。妇科病,如月经不调、感染性阴道炎、子宫内膜炎、阴道黏膜溃疡、新婚蜜月病等;男科可有急性前列腺炎、泌尿系统感染、尿道滴虫病等。

2. 行房有度　古代养生家认为,男女房事,实乃交换阴阳之气,固本还原,只要行之有度,对双方都有益处。《素女经》认为:"人年二十者,四日一泄;年三十者,八日一泄;年四十者,十六日一泄;年五十者,二十一日一泄;年六十者,即当闭精,勿复更泄也。若体力犹壮者一月一泄。凡人气力自相有强盛过人者,亦不可抑忍;久而不泄,致痈疽。若年过六十,而有数旬不得交接,意中平平者,可闭精不泄也。"孙思邈指出:"人年四十以下,多有放恣,若不加节制,倍力行房,不过半年,精髓枯竭,唯向死近,少年极须慎之。"行房有度的度不是一个绝对概念。应根据自己的实际情况而定。一般以次日不感疲劳,觉得身心舒适,精神愉快,工作效率高为原则。

3. 晚婚少育　古代养生家主张欲不可早。《寿世保元》指出:"男子破阳太早,则伤其精气;女子破阴太早,则伤其血脉。"《素问·上古天真论》指出了男女最佳生理年龄阶段:"女子,四七,筋骨坚,发长极,身体盛壮。丈夫,四八,筋骨隆盛,肌肉满壮。"

4. 房中补益　《十问》指出:"精盈必泄,精出必补。"男性房事养生,可用开源节流四字概括。所谓开源是指房事之后,进行食补、药补,早期房中书以食补为主,主要是以禽、肉、蛋、奶等高蛋白食物为主,后期随着医药的进步,则以药补为主,多为补肾类的药物。所谓节流,即房事有度。又直接涉及房事质量和房室技巧。《汉书·艺文志》指出了对房事的要求是"乐而有节,则和平寿考"。他肯定了房事行为的合理性和人道价值,肯定了男女两性的关系不仅仅是为了生殖繁衍,而是建立在两性间的乐的基础上。然而这种乐又不是纵欲,而须以人类理性加以节制,使这种乐不至于对人体造成危害,而是有利于健康长寿。此外,还可以根据自己的具体情况选择一些相应的保健方法。例如强肾保健功法,只要坚持锻炼,就可以达到强肾保精、延年益寿的目的。

5. 提倡独宿　古代养生家将独卧作为节制房事和房事养生的辅助保健方法。《千金翼方》引用彭祖的话说:"上士别床,中士异被,服药百裹,不如独卧。"《孙真人养生铭》说:"秋冬固阳事,独卧是守真。"

(五)房事养生禁忌

古代房中养生和优生除了前面所讲的基本原则,还非常重视房事禁忌,强调欲有所忌,欲有所避。若犯禁忌,则有害于自身健康和下一代的健康。阴阳合气,要讲究人和,选择双方最佳状态,才能提高房事生活质量,有益于健康,为优生打下一个良好的基础。

1. 醉莫入房　《三元延寿参赞书》指出:"大醉入房,气竭肝伤,丈夫则精液衰少,阳痿不起,女子则月事衰微,恶血淹留。"醉酒之后入房,男女双方都可能引起一些疾病,临床所见早泄、阳痿、月经不调、消渴等,如果酒后房事受孕,易产生智力和体力低下的后代,即近代医学上所谓的酒精儿或星期天孩子。

2. 七情劳伤禁欲　《千金要方》指出:"人有所怒,气血未定,因以交合,令人发痈疽……远行疲乏来入房,为五劳虚损,少子。"可见七情过极或劳倦过度,宜应休息调理,不宜房事。否则,不仅引起自身疾病,还会影响优生。

3. 切忌强合　《三元延寿参赞书》指出:"强力入房则精耗,精耗则肾伤,肾伤则髓气内枯,腰痛不能俯仰","体瘦尪羸、惊悸、梦泄、遗沥、便泄、阳痿、小腹里急、面黑耳聋等"。强力入房,违反道德规范,带来心理障碍,影响夫妻关系,损害身体健康。

4. 病期慎欲　《千金要方》指出:"男女热病未瘥,女子月血,新产者,皆不可合阴阳。"从遗传学的观点来讲,病中行房受孕,其结果是重重相生,病病相孕,代代相因,贻害无穷。有些病,如结膜炎未愈时,切忌行房,否则,视神经萎缩会引起失明。有些慢性病,如肺结核、肝病、肾病等,房事不可过度,否则,会引起旧病复发。

妇女房事有以下几点禁忌:

（1）经期禁欲　《千金要方》指出："妇人月事未绝而与交合，令人成病。"月经期内交合，使子宫内膜充血加重，月经量增多，引起月经不调，或感染，甚至造成不孕症。

（2）妊娠早晚阶段禁欲（孕1～3个月及7个月之后）　《保产要录》指出："则两月内，不露怒，少劳碌，禁淫欲，终身无病。"因为在此期间容易引起流产和早产，尤其有流产史的妇女更应注意。

（3）产期百日内禁欲　《千金要方》指出："妇人产后百日以来，极需殷勤忧畏，勿纵心犯触，及即便行房。"妇女产后9周子宫才能完全恢复，若过早进行房事活动，可导致子宫恢复不良，引起恶露不净、贫血和炎症等。

（4）哺乳期内当节欲　《千金要方》指出："母新房以乳儿，令儿羸瘦，交胫不行。"特别是其母遇醉及房劳喘后乳儿最剧，能杀儿也。因此，在哺乳期应节制房事，安和五脏，保证婴幼儿健康成长。

此外，房事保健与优生有着密切的联系。优生学是研究人类如何优生的一门新兴科学。它是一门多学科的科学，综合了生命科学、性科学、妇产科、儿科学等。它的主要内容是预防和发现遗传病，并阻断其延续，探索影响后代身体素质和智力的各种因素，从体力和智力各方面来改善人类素质，提高人口质量。性生活是大自然赋予人的本能，但只有在天时、地利、人和协调一致的情况下，才能共同获得性的满足，带来身心健康。如果想怀孕生子，就更应该以科学的态度对待性生活这一问题。

下篇　常见疾病调养

第一章　内科常见病调养

一、流行性感冒

流行性感冒,简称流感,是由流感病毒引起的一种急性呼吸道传染病,易发生流行。起病急骤,通过飞沫传播,突发恶寒、发热,甚至高热、头痛、乏力、全身酸痛,而咽痛、咳嗽等呼吸道症状较轻,少数患者可有鼻塞、流涕及畏光、流泪等鼻眼部症状。婴幼儿、老年人和体弱者或伴有慢性呼吸道疾病者,易发生病毒性肺炎或继发细菌性肺炎等并发症。本病常呈自限性,病程一般为3~4天。中医称其为"时行感冒",根据临床表现不同,可分为风寒感冒与风热感冒两大类,凡发热重,恶寒轻,咽喉红肿热痛者,为风热感冒;凡恶寒重,发热轻,咽喉无红肿热痛者,为风寒感冒。

(一)情志调养

流感并发症多,死亡率高,特别是在大流行时易引起社会恐慌,人们紧张。如果过于紧张,则不利于疾病的康复,所以要用积极平和的心态去接受疾病的治疗。

(二)饮食调养

1.多饮水,每日应摄入2 000~3 000毫升开水。多喝水有助于体内的体液循环,有助于养料的运输和代谢产物的排出,对身体很多生理功能都有促进作用。这不仅可以弥补因高热而引起的体液消耗,还可冲淡血液中的毒素,有利于及时将毒素排出体外。

2.饮食宜清淡、少油腻、少量多餐。多食富有营养且易消化的稀软食物,如青菜、蛋汤、牛奶、稀粥等。

3.多食富含维生素C的食物,如番茄、柚子、柑橘、猕猴桃、苹果、葡萄、枣、草莓、甜菜、橘子、西瓜等,可提高身体抵抗力使疾病快速痊愈。

4.流行性感冒饮食禁忌:忌甜腻、辛热食物(辣椒、芥末)、烧烤煎炸之品,这些食物助火、助湿生痰。忌刺激性强的调味品如咖喱粉、胡椒粉、鲜辣粉都具有强烈的刺激性,对呼吸道黏膜不利,使之干燥、痉挛,引起鼻塞、呛咳等症状,加重患者的病情,故感冒患者,不宜食之。忌烟酒及生冷瓜果和冷饮。饮食不节会使感冒迁延难治。

5.风寒感冒者食疗方

(1)姜糖饮　生姜 15 克,葱白 3 根,红糖 20 克。用 500 毫升水加姜丝、葱丝煮沸后加入红糖,趁热一次饮完,卧床盖被,以出微汗为度。适用于高热无汗的流感。

(2)姜糯米粥　葱白 5 根,生姜 15 克,糯米 100 克。先将米煮成粥,再将葱姜捣烂,同煨,加适量味精、食盐。热服,可发汗、退热。

(3)葱豉煲豆腐　淡豆豉 10 克,葱白 5 根,豆腐 2 块。先将豆腐微煎,再加入淡豆豉及水适量,煮取大半碗,再入葱白,煮沸后趁热服用,然后盖被取微汗,每日一次。

6.风热感冒者食疗方

(1)蜂蜜蒸梨　砀山梨 2 个,洗净,挖去核,核内放蜂蜜、川贝粉适量,放锅上隔水蒸熟食用,每日一次。风热感冒咽痛、口干、干咳者宜食。

(2)米醋萝卜菜　生白萝卜 250 克,米醋适量。将萝卜洗净切片,加米醋浸数小时,当菜下饭。每日 1 剂。

(三)起居调养

根据天气情况及时加减衣服,发热时多休息,减少户外活动,不要进行剧烈的体育运动,以减少体力消耗和防止到人群密集的地方传染给别人。洗澡时间不要过长。勤开窗,保持室内空气新鲜、流通。晚上睡觉时盖好被子,避免受凉。

(四)药膳调养

1.辛夷花粥　辛夷花约 10 克,大米 100 克。将辛夷花择净,放入碗内,加水适量,完全浸泡 5~10 分钟,水煎取汁,用此汁液与大米共煮粥即可。适合那些由于外感风寒所致的鼻塞头痛或因鼻窦炎所致的鼻塞、香臭不闻、鼻涕直流等症者。

2.防风粥　防风 15 克,葱白 2 根,生姜 3 片,大米 50 克。先将大米煮熟,快熟时加入防风、葱白和生姜,可适量加盐。可清热祛风、散寒止痛,适用于风寒感冒引起的畏寒发热、骨节酸痛、鼻塞声重、肠鸣泻泄等病症。

3.银桑粥　金银花、淡豆豉、桑叶各 9 克,芦根 15 克,粳米 60 克,白糖适量。药布包,水煎去渣,加淘净的粳米、白糖小火煮粥。趁热服下,每日一次,连服 3~5 日。适用于风热感冒者。

（五）药茶调养

1. 菊花芦根茶：菊花 6 克，芦根 20 克（鲜者加倍）。将二者用水煎或开水沏，代茶饮。清热解毒，适用于风热感冒。

2. 葱豉茶：葱白 3 根，淡豆豉 9 克，生姜 3 片，荆芥 15 克，茶叶末 5～10 克。共同煮水当茶饮，每天 1 剂，具有辛温解表、发散风寒的作用。适用于风寒感冒，症见恶寒发热、无汗、鼻塞流涕等。

3. 贯众、板蓝根各 30 克，甘草 15 克。用沸水冲泡后代茶，每日 1 剂，随时频饮。可清热解毒、疏风化痰，适用于风热型流行性感冒，症见发热、咽痛、咳嗽、咳黄脓痰者。

4. 香薷 10 克，厚朴 5 克，白扁豆 5 克，白糖适量。将香薷、厚朴剪碎，白扁豆炒黄捣碎，放入保温杯中，以沸水冲泡，盖严温浸 1 小时，代茶频饮。解表清暑，健脾利湿。适用于暑湿感冒、空调病。

（六）按摩调养

1. 擦鼻、按揉迎香穴　两手示指先在两侧鼻翼上下摩擦 30 次，然后在迎香穴（在鼻翼外缘中点旁，当鼻唇沟中）上，由外向里旋转按揉 10 次。可舒经活络、散风通窍。适用于流感，症见鼻塞、头昏痛、流涕者。

2. 点按合谷穴　用一手拇指尖按揉另一手的合谷穴（手背拇指与示指部交接处，肌肉最高点），两手轮流各 20 次。可祛邪解表、调气和血，强刺激可使人发汗，对流感有一定的防治作用。

3. 按摩风池穴　颈后发际的两边大筋外侧凹陷处。一手扶住前额，另一手用拇指和示指分别置于被按摩者的风池穴处，揉捏半分钟。适用于流感，症见发热不高、头昏头痛、颈项僵硬者。

（七）方药调养

1. 汤药

（1）荆防败毒散　柴胡、前胡、川芎、枳壳、羌活、独活、茯苓、防风、荆芥各 10 克，甘草 5 克。水煎服，服后盖被卧床休息。可疏风解表、败毒消肿，适用于流感，症见恶寒发热、头痛身痛、苔白者。

（2）加味桑菊饮　桑叶 8 克，菊花、薄荷、甘草各 3 克，连翘 5 克，大青叶、板蓝根各 15 克，杏仁、桔梗、生芦根各 6 克。上药用水煎，每日 1 剂，每剂煮两次，温服。可疏风清热、宣肺止咳，适用于流感，症见高热、咽喉肿痛、口干、咳嗽、咯黄脓痰者。

（3）新加香薷饮　香薷、厚朴各 6 克，金银花、鲜扁豆花、连翘各 9 克。用水煎，每日 1 剂，每剂煮两次，温服。可祛暑清热、化湿解表，主治夏季流感，症见恶寒发热、身重酸痛、面赤口渴、胸闷不舒、汗不出、舌苔白腻者。

2. 中成药

(1)银翘解毒丸　口服,1 次 1 丸,一日 2～3 次,以芦根汤或温开水送服,本品辛凉解表,清热解毒。用于风热感冒,发热头痛,咳嗽,口干,咽喉疼痛。

(2)感冒清热颗粒　开水冲服,1 次 1 袋,每日 2 次。用于疏风散寒,解表清热。本品用于风寒感冒,头痛发热,恶寒身痛,鼻流清涕,咳嗽咽干。

(3)柴胡口服液　口服,1 次 10～20 毫升,每日 3 次,小儿酌减。解表退热。本品用于外感发热,症见身热面赤、头痛身楚、口干而渴。

(4)板蓝根冲剂　开水冲服,每次 10 克,每日 3 次。可清热解毒,主治风热流感。

二、慢性支气管炎

慢性支气管炎是由于感染或非感染因素引起的气管、支气管黏膜及其周围组织的慢性炎症。临床上以咳嗽、咳痰或伴有气喘等反复发作为主要症状,每年持续 3 个月,连续 2 年以上。早期症状轻微,多于冬季或受寒后发作,春夏缓解。晚期因炎症加重,症状可常年存在,不分季节。其病情呈缓慢进行性进展,常并发阻塞性肺气肿,严重者常发生肺动脉高压,甚至肺源性心脏病,严重影响劳动能力和健康。慢性支气管炎属于中医"咳嗽""痰饮""咳喘"等范畴。

(一)情志调养

不良的情绪、情绪波动不仅容易使人的抗病能力下降,诱发慢性支气管炎,也不利于慢性支气管炎的治疗和康复,良好的情绪对防治慢性支气管炎无疑是积极有益的。《黄帝内经》中有"悲伤肺"的记载,就是指经常悲伤、消沉容易损伤肺气,导致肺功能失调而产生一系列与肺有关的疾病,慢性支气管炎就是其中之一。人一旦患了慢性支气管炎、慢性阻塞性肺气肿、肺源性心脏病等疾病,往往有很重的心理负担,即使性格开朗的人在病情反复发作、痛苦难忍时,也会产生消极悲观的情绪,若长期处于这种精神紧张状态,不仅对肺的生理功能有影响,而且对病情也是有害的。中医认为,肺有卫外功能,经常感冒的人与肺气不足有密切的关系,而慢性支气管炎本身就肺气不足,容易受到外界因素的影响而导致感冒和急性发病。若慢性支气管炎患者长期处于闷闷不乐的精神状态,必然会使肺气更加损耗,身体抗病能力不断下降,对病情的治疗和康复自然不利。所以慢性支气管炎患者应该时时注意精神情志的调节,避免或减少忧虑、烦躁、恼怒等不良情绪的影响,尽可能保持健康愉快的心情,树立战胜疾病的信心,自觉主动配合治疗,使疾病早日康复。

(二)饮食调养

1. 饮食宜清淡　多吃新鲜蔬菜如大白菜、白萝卜、胡萝卜、菠菜、油菜、西红柿等,对寒性体质者可与羊肉、牛肉、狗肉等同烧、同煮。

2. 增加蛋白质饮食　蛋白质的质和量对防治慢性支气管炎的作用很大。黄豆及其制品中有人类所需的优质蛋白,可补充慢性支气管炎给机体组织蛋白造成的损耗。热量以米、面、杂粮为主,按平时进食量充足供给。

3. 忌食油腻发物及刺激性食品　所谓"发物",一般是指荤腥海鲜。慢性支气管炎患者要少用海鱼、虾、蟹以及牛奶、肥肉等,一是防止助湿生痰,二可避免过敏反应。而刺激性的食物,如辣椒、生葱、芥末等对呼吸道有不良刺激作用,本病患者应避开不用,调味不宜过咸、过甜,冷热亦要适度。

4.戒烟、戒酒 饮酒可使支气管扩张,助火生痰;慢性支气管炎患者不但首先要戒烟,而且还要避免被动吸烟,因为烟中的化学物质如焦油、尼古丁、氰氢酸等,可引起支气管的痉挛,还可损伤支气管黏膜,使支气管黏膜分泌物增多,降低肺的净化功能,易引起病菌在肺及支气管内的繁殖,致慢性支气管炎发生或加重。

5.食疗方

(1)蜂蜜萝卜汁 白皮大萝卜1个,洗净,中心挖空,将蜂蜜100克盛装于内,放入碗内,加清水蒸煮20分钟,熟透即可食用,每日早晚各1次。有清热润肺,止咳化痰作用。适用于急慢性支气管炎咳嗽、痰多、久咳、痰中带血等症。

(2)花生冰糖水 花生100～150克,冰糖适量。取花生、冰糖及清水适量同煮,煮至花生熟烂时食用。有润肺补脾功效。适用于慢性支气管炎干咳痰少等症。

(3)百合炖肉 百合100克,瘦猪肉(亦可用鸡肉、羊肉)500克。二者共炖熟,佐餐食用。适用于身体虚弱者及慢性支气管炎患者作调补之用。

(4)白萝卜生姜汤 取白萝卜120克(洗净切片)、鲜生姜(洗净切片)60克、白糖20克。加水1 200毫升,以文火煎萝卜、生姜15分钟后,倒出煎液加入白糖,分2次早晚饭前服。本方有温肺化痰、润肺生津、解表止咳之功。适用于肺寒咳嗽、痰多清稀、虚弱的老慢性支气管炎患者。

(5)芥菜萝卜籽汤 芥菜籽10克,萝卜籽15克,橘皮10克,甘草10克。以上4味,加水300毫升,武火烧开后,以文火煎萝卜、生姜10分钟后,取汁饮用。每日2次,每日1剂。可下气宽胸,燥湿化痰。用于慢性支气管炎咳嗽、痰多色白量多、食欲不振等症的辅助治疗。

(6)茄根红糖汤 茄子根、红糖各适量。将茄子根洗净切碎,煎成汁,调入适量红糖拌匀即可。每次服50毫克,日服2或3次。10天为1个疗程,连服3个疗程。有很好的止咳化痰效果。可作为慢性支气管炎咳嗽、痰多清稀的辅助治疗。

(7)蜂蜜鸡蛋 蜂蜜40克,鸡蛋1个。先将蜂蜜用锅微炒,然后加水少许,待沸后打入鸡蛋。每日早晚空腹各服1次,吃蛋饮汤。可补虚润肺。用于慢性支气管炎体质虚弱的辅助治疗。

(三)起居调养

1.注意保暖 在气候变冷的季节,患者要注意保暖,避免受凉,因为寒冷一方面可降低支气管的防御功能,另一方面可反射地引起支气管平滑肌收缩、黏膜血液循环障碍和分泌物排出受阻,可发生继发性感染。

2.预防感冒　注意个人保护,预防感冒发生,有条件者可适当做耐寒锻炼,如用冷水洗脸等,以预防感冒。

3.做好环境保护　避免烟雾、粉尘和刺激性气体对呼吸道的影响,以免诱发慢性支气管炎。

(四)运动调养

慢性支气管炎患者在缓解期要做适当的体育锻炼,以提高机体的免疫能力和心、肺的储备能力。下面简要介绍几种锻炼方式。

1.坚持做呼吸操　先呼气,后吸气,吸气时横膈下降,腹部鼓起,呼气时横膈上升,腹部凹陷。呼气经口,将嘴收拢,像吹口哨的形式细细呼出;吸气经鼻,要深吸气,但不可用力。呼气比吸气时间长一些,约为2∶1,呼吸速度每分钟8~10次。

2.散步　坚持散步,并逐步有意识地加快行走速度,再进一步发展到行走和慢跑交替进行,但不能超过运动量。注意配合呼吸,如六步一呼、四步一吸等。

3.理肺导气功　自然盘坐,两手掌按于床上,挺胸仰头,同时吸气满胸,略停片刻,然后呼气,同时屈颈弓背、缩胸。一吸一呼为1遍,做8遍。自然盘坐,两手掌扶于膝上,以腰为轴,先向左转8周,再向右转8周,旋转时,在向后方转的半圈吸气,在向前转的半圈呼气。

(五)药膳调养

1.黄芪党参粥　黄芪40克,党参30克,山药30克,半夏10克,白糖10克,粳米150克。黄芪、党参、半夏煎汁去渣代水,与山药、粳米同煮为粥,加入适量白糖,连服数月。有补益脾肺之功。适用于稳定期肺脾气虚者,症见咳声低弱,痰多清稀色白,咯吐无力,伴气短乏力或喘息,怕风自汗,少气懒言,食少,易于感冒等。

2.百合麦冬粥　鲜百合30克,麦冬9克,粳米50克。加水适量煮成粥,食时加入适量冰糖。适用于慢性支气管炎稳定期肺肾阴虚者,症见干咳无痰或痰少质黏难咳出,动则气短,口干咽燥,五心烦热,潮热盗汗,舌苔光剥或少苔,舌质红等。

3.海蜇芦根汤　海蜇100克,鲜芦根60克,洗净共煎喝汤。适用于急性加重期及慢性迁延期咳嗽痰黄、胸闷气急、口干便秘者。

4.人参胡桃汤　人参3克,核桃仁30克。水煎服,每日1剂。适用于慢性支气管炎稳定期脾肾阳虚者,症见遇冷咳喘加重,活动则喘甚,痰稀白,四肢不温,食欲不振,小便清长等。

（六）茶饮调养

1.甘贝草茶　成分有罗汉果、乌梅、甘草、薄荷、紫苏、橘红等。每日2次,每次取1袋放入杯中,用开水冲泡饮用,有补中气、清肺热的功效。适用于慢性支气管炎,经常性咳嗽、咳痰或伴有喘息等人群饮用。对慢性支气管炎有很大的药用价值。

2.灵芝半夏厚朴茶　灵芝5克,半夏5克,紫苏叶5克,厚朴5克,茯苓9克,冰糖适量。将以上茶材一同研成粗末,以纱布包裹放入杯中,冲以沸水,焖约15分钟后,再加入适量冰糖即可。代茶频饮,每日1剂。可扶正益肺,化痰平喘。适用于过敏性哮喘及喘息型慢性支气管炎,症见咳喘、痰白质稀、伴有哮鸣音者。

3.紫苏党参茶　紫苏叶10克,紫苏梗10克,党参15克,蜂蜜适量。将紫苏叶、紫苏梗和党参制成的散剂,分装入5~6个纱布袋包中,每次取1包,置于杯中,以沸水冲泡,焖约15分钟后,去渣取汁,再调入蜂蜜,代茶饮用。每日早晚各1包。可清肺化痰,止咳平喘。适用于慢性支气管炎,症见体虚乏力、咳嗽胸闷者。

4.橘红冰糖草茶　橘红10克,百益本草5克,绿茶、冰糖各适量。先将百益本草放入壶中煮沸,再将其他茶材放入茶壶中,以草水冲泡,加盖焖泡15分钟即可。每日1剂,日2~3次。本品可燥湿化痰止咳,适用于慢性支气管炎咳喘、痰白量多质稀者。

5.杏仁粒大米茶　杏仁120克,大米30克,白糖150克。把杏仁用开水浸泡15分钟,去掉外衣,洗净,切成小粒状,再用冷水浸泡;大米洗净,用冷水浸泡30分钟;然后将杏仁粒和大米搅匀磨烂后,加入清水600毫升,过滤去渣,倒入砂锅中,将砂锅置于火上,加水500毫升,加入白糖,边煮边搅,直至煮成浓汁,盖上锅盖,熄火焖5分钟即可。可酌情随意饮用。适用于慢性支气管炎咳嗽的辅助治疗。

（七）方药调养

1.汤药

（1）橘红杏仁饮　橘红、川贝各15克,杏仁30克,冰糖30克。取上药,加水500毫升,武火烧开,再用文火煎熬20分钟,停火,稍凉,过滤,加入冰糖,拌匀即成。每剂煎服2次,每日1剂。可补肺止咳祛痰。适用于慢性支气管炎而见咳嗽、痰多等症。

（2）川贝乌鸡汤　川贝15克,红花6克,杏仁、丹参10克,乌鸡1只,取上药,加水2 000毫升,置武火上烧沸,再用文火炖煮35分钟,停火,稍凉,即可服用。分成2~3次服用,1日服完。可活血祛痰,养气通络。适用于慢性支气管炎咳嗽、咳痰、口唇青紫等。

（3）清肺化痰健脾汤　鱼腥草 30 克,败酱草 30 克,薏苡仁 30 克,黄芩9 克,贝母 9 克,杏仁 9 克,桑白皮 15 克,茯苓 12 克,炒白术 12 克,桔梗 6 克,炙甘草 6 克。水煎服,每日 1 剂,日服 2 次。可清肺、化痰、健脾。适用于慢性支气管炎痰热壅肺,脾肺两虚而见痰多色黄、气短等症候。

（4）扶正化痰汤　熟地黄、丹参各 30 克,生黄芪、核桃仁各 20 克,淫羊藿、五味子、茯苓、地龙各 15 克,陈皮、半夏各 10 克,生甘草 5 克。并随症加减。每日 1 剂,煎取汁 150~200 毫升,早晚各服 1 次,连服 2 个月为 1 个疗程。本方可化痰平喘,扶正固本,对慢性支气管炎缓解期患者具有良好的预防复发效果。

2. 中成药

（1）杏苏合剂或通宣理肺丸　杏苏合剂,每次 30 毫升,每天 3 次;或通宣理肺丸,每次 1 丸,每天 2 次。适用于因受寒引起的咳痰量多,色白清稀,易咯出,畏寒,发热较轻,口不渴等。

（2）橘红丸或清气化痰丸　橘红丸,每次 1 丸,每天 2 次;或清气化痰丸,每次 2 丸,每天 2 次。适用于因受风热引起的咳嗽,痰黄稠,发热,口干舌燥等。

（3）固本咳喘胶囊　每次 3 粒,每天 3 次。可益气固表、健脾补肾。适用于脾虚痰盛、肾气不固所致的咳嗽、痰多、喘息气促、动则喘剧,慢性支气管炎、肺气肿、支气管哮喘见上述症候者。

三、哮喘

哮喘,是支气管哮喘的简称,是由多种细胞(如嗜酸性粒细胞、肥大细胞、T淋巴细胞、中性粒细胞、气道上皮细胞等)参与的气道慢性炎症性疾病。这种慢性炎症导致气道高反应性的产生,通常出现广泛多变的可逆性气流受限,并引起反复发作的喘息、气急、胸闷或咳嗽等症状,常在夜间和(或)凌晨发作,多数患者可自行缓解或经治疗缓解。若长期反复发作,可并发肺气肿,甚至肺心病。哮喘属中医"咳嗽""喘证""哮证"等范畴。

(一)情志调养

支气管哮喘与情绪的关系非常密切,情绪直接影响哮喘的发生、发展、治疗和预后。强烈的精神刺激和焦虑、恐惧、愤怒、激动都可以激发和加重哮喘。日常生活中,应学会调节不良的情绪,和喜怒、去忧伤,防惊恐。保持良好的精神状态,消除不必要的焦虑和忧郁,保持开朗平和的心态对待疾病,树立战胜疾病的信心。

(二)饮食调养

1. 饮食宜清淡而富有营养　要多喝蔬菜汁、多吃青菜及止咳平喘食物,如白果、枇杷、柚子、北瓜、山药、栗子、百合、海带、紫菜等。

2. 避免寒凉等刺激之品　不宜食生冷、过咸、辛辣、油腻等难以消化的食品。饮食且勿过饱,避免伤脾胃,酿生痰浊。可多食健脾利湿化痰的食物,如白萝卜、荸荠、海蜇、扁豆、薏苡仁、赤小豆、蚕豆等。

3. 戒烟、戒酒　哮喘患者应该戒烟。吸烟会引起支气管痉挛,分泌物增加,气道黏膜上皮损害。烟雾中含有醛类、氮氧化物等毒素,刺激呼吸道黏膜产生炎症,引起咳嗽、多痰,诱发和加重哮喘发作,所以强烈建议吸烟的哮喘患者戒烟。哮喘患者中约有10%的人对酒精过敏,这些人绝对不能饮酒。其他部分患者,在缓解期如饮少量酒,常无大碍,但由于酒精能刺激咽喉部,多饮了同样也会激发哮喘,所以还是建议少饮或不饮为宜。

4. 食疗方

(1)丝瓜凤衣粳米粥　丝瓜10片,鸡蛋膜2张,粳米30克。用鸡蛋膜煎水取汁,煮粳米粥1碗,加入丝瓜再煮熟,加盐、味精、麻油少许调味。每日1次,趁温热服完。可清热化痰,止咳平喘,调和脾胃。适用于热性哮喘患者见喘咳,呼吸急促,喉中有哮鸣声,痰黄黏稠等症。

(2)莱菔子粳米粥　莱菔子20克,粳米50克。莱菔子水研滤过,取汁约100毫升,加入粳米,再加水350毫升左右,煮为稀粥,每日2次,温热服食。可下气定喘,健脾消食。可作为哮喘的辅助治疗,特别是痰多气急,食欲不振,腹胀不适的患者。

(3)芡实核桃粥 芡实 30 克,核桃仁 20 克,红枣 10 个,粳米 50 克。以上各味与粳米同煮成粥,分次服食,也可常食。可补肾纳气定喘。适用于哮喘缓解期肾虚不能纳气者,症见气短乏力,动则息促气急,畏寒肢冷,腰酸膝软等。

(4)山药茯苓包 山药粉 100 克,茯苓粉 100 克,面粉 200 克,白糖 300 克,碱适量。将山药粉、茯苓粉加水适量调成糊状,蒸半小时后,调以面粉、白糖,发酵,以猪油、青丝、红丝少许为馅,包成包子,蒸熟即可。可作早点或点心食用。可健脾益气化痰。适用于慢性支气管炎肺脾气虚者,主要表现为气短息促,声低息微,动则喘甚,面色无华,自汗,舌淡有明显齿痕等。

(5)蕺菜拌海蜇 鱼腥草(蕺菜)50 克,海蜇 50 克,蒜、芝麻油、酱油、盐、糖、醋适量。将海蜇洗净切丝,鱼腥草焯后加入海蜇丝及蒜末、盐、糖、醋、酱油、芝麻油等调料拌匀即可。对痰热引起的热性哮喘(痰稠色黄量多)有很好的辅助治疗作用。

(三)起居调养

1.保持室内空气新鲜,定时开窗通风;室内定期做空气消毒,如用醋熏蒸等;避免各种诱发因素如烟雾、粉尘、刺激性气味、花粉等的接触和吸入;不宜居住在潮湿的环境里,尤其阴雨季节,要注意湿邪的侵袭。

2.预防感冒:在寒冷季节或气候骤变时,注意保暖,要切记避免受凉,预防感冒的发生,预防呼吸道的感染。

3.注意清除口腔痰浊,痰多者应尽量将痰液排出;注意口腔清洁、勤漱口,皮肤勤洗,保持干净,每于饭后、睡前漱口。

(四)运动调养

长时间或强度较大的体育锻炼可诱发哮喘,而适当的体育锻炼,可以增强患者抵抗力、免疫力,有助于预防感冒和呼吸道感染,从而减少哮喘发作。适当体育锻炼对本病患者大有好处,患者可以根据自己的体质情况适当选择运动方式。锻炼方式可参考慢性支气管炎运动调养。

(五)药膳调养

1.川贝牛肺汤 川贝母 12 克,鲜芦根 50 克,牛肺 500 克,生姜 9 克,食盐少许。将牛肺洗净,切块,加水与上药一同煎煮,待熟烂后,食肺饮汤。每日 1 次,5~7 日为 1 个疗程。适用于哮喘痰热壅肺型,症见喘促面红、胸闷炽热,口干,痰黄而稠,咯吐不利等。

2.鸽子虫草汤 鸽子 1 只,冬虫夏草 9 克,生姜 50 克,食盐少许,将鸽子去毛及肠杂,洗净,切块,与余药加水一同煎煮,文火炖至熟烂后,调味服食。每周 2 ~ 3 次,连服 10 ~ 15 次。适用于哮喘肺肾虚损型,症见形寒肢冷,动则心慌,喘咳短气息促,痰涎起沫等。

3.芝麻杏仁膏　蜂蜜、芝麻各 500 克,杏仁 150 克,阿胶、冰糖各 250 克。芝麻、杏仁分别以热水烫泡,去掉外皮,杏仁捣碎,一同放入锅中,加水 3 碗,煎煮半小时,加入烊化好的阿胶、蜂蜜、冰糖,继续煎熬,同时用锅铲不停地上下搅动,避免糊底,熬至黏稠如膏状即可。每日早晚各服 2 ~ 3 汤匙,温开水送服,服完为止。可补阴润肺,止咳定喘。适用于久喘体虚者。

4.罗汉秋梨膏　鸭梨 10 个,罗汉果 1 个,麦冬 20 克,白茯苓 30 克,川贝 20 克,红枣 30 克,姜片 15 克,冰糖 35 克,蜂蜜 180 克,水 400 毫升。梨洗净去心核,切块放入搅拌机里打汁,滤出梨汁备用;滤过汁的梨渣、红枣去核,姜切片,白茯苓、麦冬洗干净,川贝压碎成粉,全部放入锅里(蜂蜜除外);大火煮开后,小火煮约 60 分钟,稍凉后滤出杂渣,然后倒入梨汁重新开火,小火慢熬煮直至有些黏稠状,放至温凉后,调入蜂蜜拌匀,放入洗净并且开水烫过消毒并晾干的瓶子里。早晚各取秋梨膏 1 ~ 2 勺,用温水调匀饮用即可。适用于哮喘干咳、燥咳辅助治疗。

5.麻黄牛肉葱姜汤　麻黄 15 克,牛肉 250 克,生姜 10 克,葱白 10 克,食盐适量。将麻黄置锅内,加水煮沸,撇去浮沫,下牛肉同煨至肉烂熟。生姜切丝,葱白切段,加入其中,加盐适量,沸后即可,吃肉饮汤,分早晚两次温服。适用于哮喘急性发作的寒哮证,症见身体发冷,咯痰清稀。出汗多者不宜饮用。

(六)茶饮调养

1.荞麦蜂蜜茶　荞麦面 120 克,茶叶 6 克,蜂蜜 6 克。茶叶研末,与荞麦面、蜂蜜和匀。每次取 20 克,用沸水冲泡,焖 5 分钟。每日 1 剂,代茶饮用。可清热平喘。适用于一般性哮喘辅助治疗。

2.霜桑叶茶　霜桑叶 30 克。经霜桑叶洗净,加水 450 ~ 1 000 毫升,煎沸 10 ~ 15 分钟,取汁。代茶饮用,每日 1 剂。可祛风平喘,止咳化痰。适用于哮喘干咳、燥咳辅助治疗。

3.人参核桃茶　人参 5 克,核桃仁 4 枚。人参、核桃仁共捣碎,研末,一同放入茶杯中,用沸水冲泡,加盖焖 15 分钟。代茶饮用,每日 1 剂。可补肾益肺,纳气平喘。适用于肺肾两虚所致的哮喘缓解期,症见咳嗽气短、动则气促、腰酸耳鸣等。

4.荔枝茶　红茶 3 克,荔枝干肉 25 克(或鲜品 50 克)。沸水冲泡,日服 1 剂,分 3 次服。可生津止渴,补脾益血,用于缓解哮喘咳嗽、胸闷、喘息的症状。

5. 荞麦蜂蜜茶 荞麦面 120 克,茶叶 6 克,蜂蜜 6 克。茶叶研末,与荞麦面、蜂蜜和匀。每次取 20 克,用沸水冲泡 5 分钟即成,每日 1 次。具有清热,平喘的作用,对于普通的哮喘有止咳、平喘的作用。

(七)方药调养

1. 汤药

(1)清喘汤 炙麻黄 9 克,细辛 9 克,射干 9 克,生石膏 24 克,五味子 9 克,炙甘草 9 克,法半夏 9 克。取上药,加水 300 毫升,武火烧开,再用文火煎熬 15 分钟,停火,稍凉即成。每剂煎服 3 次,每日 1 剂。可宣肺化痰,平喘止咳。适用于痰饮喘咳而见咳嗽、痰多等症。

(2)七子定喘汤 葶苈子 10 克,莱菔子 9 克,苍耳子 8 克,五味子 5 克,黄荆子 9 克,白芥子 8 克,紫苏子 9 克。取上药,布包,加水 300 毫升,武火烧开,再用文火煎熬 15 分钟,停火,稍凉即成。每日 1 剂,日服 2 次。可顺气降逆、化痰消食。适用于痰浊壅肺,肺失肃降之喘咳。

(3)麻杏二三汤 炙麻黄 10 克,杏仁 10 克,化橘红 12 克,半夏 10 克,茯苓 15 克,炒苏子 10 克,莱菔子 10 克,白芥子 6 克,诃子 6 克,甘草 5 克。取上药,布包,加水 300 毫升,武火烧开,再用文火煎熬 15 分钟,停火,稍凉即成。每日 1 剂,日服 2 次,病情较重者,日服 3 次。可化痰蠲饮,降气平喘,兼益肺脾。适用于肺脾两虚,痰饮阻肺之喘咳。

(4)射干麻黄汤 射干 9 克,麻黄 9 克,生姜 9 克,细辛 3 克,紫菀 6 克,款冬花 6 克,大枣 3 枚,半夏 9 克,五味子 3 克。取上药,加水约 300 毫升,武火烧开,再用文火煎熬 15 分钟,停火,稍凉即成。每日 1 剂,日服 2~3 次。可温肺散寒,化痰平喘。适用于寒性哮喘发作,症见呼吸急促,喉中哮鸣有声,胸膈满闷,咳不甚,痰少咳吐不爽,白色黏痰,口不渴,或渴喜热饮,天冷或遇寒而发,形寒怕冷,或有恶寒、喷嚏、流涕等。

(5)千金定喘汤 白果 21 枚(去壳,炒黄色,分破),麻黄、款冬花、桑皮(蜜炙)各 9 克,苏子 6 克,法半夏 9 克,杏仁(去皮、尖)、黄芩(微炒)各 4.5 克,甘草 3 克。上药锉碎。用水 450 毫升,煮取 300 毫升,每服 150 毫升,不拘时,徐徐服之。可宣肺平喘,清热化痰。适用于风寒外束,痰热壅肺,哮喘咳嗽,痰稠色黄,胸闷气喘,喉中有哮鸣声,或有恶寒发热等。

2. 中成药

(1)百合固金丸 每次 1 丸,每日 2 次,可养阴润肺,化痰止咳。适用于肺肾阴虚所致喘咳,燥痰少痰,痰中带血,咽干喉痛。

(2)补肾防喘片 每次 9 克,每日 2 次,可温阳补肾。适用于预防和治疗支气管哮喘的季节性发作,慢性支气管炎咳喘等。

(3)河车大造丸 每次 10 克,每日 2~3 次,可滋阴清热,补肾益肺。适用于肺肾两亏所致的虚劳喘嗽,骨蒸潮热,盗汗遗精,腰膝酸软。

（4）千金定吼丸　每服 1 丸,每日临睡前服。可豁痰定喘,适用于哮喘发作期,喘急气促,痰涎上壅者。

（5）参蛤麻杏膏　每日早晚各 1 食匙。可补肾纳气、宣肺定喘。适用于支气管哮喘缓解期。

四、肺结核

结核病是由结核分枝杆菌引起的慢性传染病,可侵及许多脏器,以肺部受累形成肺结核最为常见。排菌患者为其重要的传染源。本病常见的临床表现是低热(午后明显)、盗汗、乏力、纳差、消瘦,呼吸道症状有咳嗽、咳痰、咯血、胸痛、不同程度胸闷或呼吸困难等。本病若能及时诊断,并予合理治疗,大多可获临床痊愈。本病属中医"肺痨"等范畴。

(一)情志调养

很多肺结核患者往往有很重的心理负担,即使性格开朗的人在病情反复发作、痛苦难忍时,也会产生消极悲观的情绪,若长期处于这种精神紧张状态,不仅对肺的生理功能有影响,而且对病情也是有害的。中医认为,悲(忧)伤肺。若肺结核患者长期处于闷闷不乐的精神状态,必然会使肺气更加损耗,身体抗病能力不断下降,对病情的治疗和康复自然不利。所以肺结核患者应该时时注意精神情志的调节,避免或减少忧虑、烦躁、恼怒等不良情绪的影响,尽可能保持健康愉快的心情,树立战胜疾病的信心,自觉主动地配合治疗,使疾病早日康复。

(二)饮食调养

1. 供给充足的蛋白质和铁　饮食中应多吃瘦肉、动物肝脏、豆腐、豆浆等。这些食品不仅富含优质蛋白质和铁元素,而且又无增痰上火之弊,对增强患者体质有利,提高抗病力,促进损伤组织的修复。

2. 多吃含有维生素 A、维生素 C 及钙质的食物　含维生素 A 的食物如猪肝、蛋黄、鱼肝油、胡萝卜、韭菜、南瓜、杏等有润肺、保护气管之功效。含维生素 C 的食物有抗炎、抗癌、防感冒的功效,如大枣、柚、番茄、青椒等。含钙食物能增强气管抗过敏能力,如猪骨、青菜、豆腐、芝麻酱等。但奶制品可使痰液变稠,不易排出,从而加重感染,所以要限制牛奶及其制品的摄入。

3. 饮食的选择　宜清淡而易消化,忌过于甘肥油腻。辛辣温燥之品,因其可助虚热炽盛,耗伤本已枯竭的肺之津液,也当禁用或慎用。

4. 戒烟　首先,吸烟能促进结核病的发生和活动。吸烟刺激咽喉、气管和肺,诱发咳嗽,还破坏支气管内皮细胞表面的纤毛,使呼吸系统防卫能力下降,易患呼吸道感染。吸烟时有意识地深吸气更给结核分枝杆菌进入机体打开方便之门,局部抵抗力的降低致使结核分枝杆菌感染及发病机会增高,人体全身抵抗力的降低,更有可能使病灶进展扩散。患了肺结核若仍然继续吸烟,首先是咳嗽、咳痰、咯血症状会在原来的病变基础上加重,而且咳嗽引起的肺内压增加,使血管容易发生破裂而出现咳血甚至大咯血而危及生命。二是吸烟影响肺结核的治疗效果。吸烟能增强肝脏酶活性,加速药物在肝内的代谢,降低人体对药物的吸收和利用。三是吸烟还会影响肺结核病灶愈合,使静止的病变恶化,延长治疗时间、增加用药剂量,既增加了患者痛苦,又增加了治疗费用。同时吸烟可损害支气管黏膜,影响支气管功能,削弱肺细胞的功能,这些都是影响肺结核治愈的因素。四是吸烟增加肺结核患者的死亡风险。美国、加拿大等国学者在印度研究表明,吸烟行为使肺结核患者的死亡人数加倍。调查表明,印度每年有 40 万人因患肺结核而死亡,其中大约一半的肺结核患者的死亡是因为吸烟行为。因此最好不要吸烟,应大力提倡戒烟,尤其是肺结核患者为身体早日康复一定要戒烟。

5. 戒酒　结核病患者应戒酒。研究发现,结核病的发生和饮酒有密切关系。德国学者研究报告:结核病患者中酒徒所占的比例,中欧为 20% ~ 50%,北美占全部新患者的 50%;住院患者中中欧占 40%,美国占 10% ~ 90%。

6. 食疗方

(1)银耳鸽蛋羹　银耳 5 克,冰糖 20 克,鸽蛋 1 个。先将银耳用清水浸泡 20 分钟后揉碎,加水 400 克,用武火煮沸后加入冰糖,文火炖烂,然后将鸽蛋打开,用文火蒸 3 分钟,再放入炖烂的银耳羹中,煮沸即成。饮汤吃银耳和鸽蛋。可养阴润肺,益胃生津。适用于肺结核干咳。

(2)胡萝卜蜂蜜汤　胡萝卜 1 000 克,蜂蜜 100 克,明矾 3 克。将胡萝卜洗净切片,加水 350 克,煮沸 20 分钟,去渣取汁,加入蜂蜜、明矾,搅匀,再煮沸片刻即成。日服 3 次,每次服 50 克。可祛痰止咳。适用于咳嗽痰白、肺结核咳血等症。

(3)雪梨菠菜根汤　雪梨 1 个,菠菜根、百合各 30 克,百部 12 克。将雪梨洗净切块,菠菜根洗净切成段,与百合、百部一同入锅,加水适量,煎汤,水沸后 40 分钟即成。不拘时饮用,可清热滋阴润肺。适用于肺结核。

(三)起居调养

1. 居室环境　舒适的居室对肺结核病患者来说尤为重要。居室应保证安静、卫生、整洁,有适宜的温度、湿度,还要注意通风。通风不仅能消除室内的污浊,使空气清新,还可以保持室内的湿度,减少灰尘和细菌。可安装空调,使之能自动调节室内的空气和温度、湿度,保证新鲜空气的供应;也可以通过安装换气扇,进行自然的气体交换;最简便的方法是敞开门窗,每天 2 ~ 3 次,每次半小时即可。应注意的是无论哪种方式的通风,风速均不可太快。冬季居室通风要注意室温的变化,寒冷的空气对患者不利,肺结核患者如果受寒,极容易加重病情。过分干燥对肺结核患者也是不利的。

2. 注意保暖　肺结核病患者身体虚弱,抵抗力差,在衣着上更应该注意。

其穿着的基本原则应为防寒保暖、舒适轻便,随着季节的变化而勤添、勤减、勤换。

3.适当休息　肺结核是一种高消耗、高代谢性疾病,常伴有疲劳的产生。只有得到适当的休息,患者的精力和体力才能得到恢复以配合治疗。因此保证睡眠充足、动静要结合、避免过度疲劳等。

(四)运动调养

结核病患者要注意适当休息,但不等于绝对卧床,除病情严重者外,患者可根据体力情况,参加适当的文娱、体育活动,如绘画、下棋、养花、养鱼、散步、练气功等。动静结合可以防止久病造成的肢体、肌肉紧张,静脉回流不畅,是增强体质、提高抗病能力的最佳方式。结核病患者也应避免劳累,结核病患者的身体素质很差,如果活动量过大,会事与愿违,加重机体的负担,不利于疾病的康复。

(五)药膳调养

1.羊髓生地羹　羊脊髓、蜂蜜各50克,生地黄10克,熟羊脂油15克,黄酒25克,生姜丝、精盐各少许。先将羊脊髓、生地黄一同放入锅内,加水煮汤至熟透,捞去药渣,再加入熟羊脂油、精盐、生姜丝、黄酒、蜂蜜等,加热至沸即成。一顿或分顿食用。可滋阴清热,止咳化痰。适用于肺结核之低热、咳嗽、咳痰等症。

2.甲鱼滋阴汤　甲鱼肉250克,百部、地骨皮、知母各9克,生地黄24克,精盐适量。将甲鱼放入沸水锅中烫死,剁去头爪,揭去硬壳,掏出内脏,洗净后切成1厘米见方的块,与洗净的百部、地骨皮、知母、生地黄一同放入砂锅内,加水适量,用武火煮沸,再转用文火炖2小时,加精盐调味即成。佐餐食用,日服1剂。可滋阴清热,抗衰老。适用于阴虚及肺结核出现潮热、盗汗、手足心热等阴虚证。

3.滋阴鳖肉汤　鳖肉250克,百部、地骨皮、黄芪各15克,生地黄20克。将鳖肉切块,百部、地骨皮、黄芪、生地黄装入纱布袋中,封口。把鳖肉放入沸水锅中,撇去浮沫,加入药物和姜片、葱段、黄酒。先用武火煮沸后,改用文火炖煮1小时。去药袋,加食盐、味精调味,再煮一二沸即成。每日1次,佐餐食用,连食7~10日。可益气养阴、抗结核。

(六)茶饮调养

1.小麦大枣茶　绿茶5克,浮小麦200克,大枣30克,莲子25克,生甘草10克。将后4味加水适量煎煮至浮小麦熟后,取沸汤冲泡绿茶。每次服100毫升,每日1剂。具有除虚热、止汗的功效,尤适用于肺结核虚热者。

2.百麦玄贝茶　百合、麦冬、玄参、贝母各10克,绿茶6克。将前4味加水约500毫升,煮开15分钟,取沸汤冲泡绿茶,不拘时温饮,每日1剂。具有养阴润肺的功效,常用于治疗肺结核干咳痰少或痰带血丝、口干咽燥等症。

3.芪百五味双参茶　黄芪、百部、五味子、沙参各 10 克,太子参 20 克,绿茶 5 克。将前 5 味加水约 500 毫升,煮开 15 分钟,取沸汤冲泡绿茶,分 2 次温饮,每日 1 剂。具有益气养阴的功效,常用于治疗肺结核咳嗽气短、神疲乏力、自汗盗汗等症。

4.芪山归冬紫菀茶　黄芪、当归、麦冬、紫菀各 10 克,山药 20 克,红茶 5 克。将前 5 味加水约 500 毫升,煮开 15 分钟,取沸汤冲泡红茶,不拘时温饮,每日 1 剂。具有平补阴阳的功效,常用于治疗肺结核咳逆喘息等症。

5.沃雪茶　生山药 45 克,牛蒡子(炒捣)12 克,柿霜饼 18 克。先将山药、牛蒡子煮汤,去渣,再入柿霜饼泡溶即可。不拘时饮、食之。适用于肺脾气阴不足而引起的虚热,肺痨咳嗽,喘逆,饮食懒进者。

(七)方药调养

1.汤药

(1)处方一　党参、白术、茯苓各 9 克,甘草 8 克,沙参 9 克,陈皮 5 克,百部、杏仁各 9 克。水煎服,每日 1 剂,2 次服。本方健脾益肺,适用于肺脾两虚所致的肺结核,常用于肺结核的早期。

(2)处方二　百合、生地黄、人参、熟地黄、麦冬各 9 克,白芍、贝母各 10 克,百部 9 克,桔梗 10 克。水煎服,每日 1 剂,分 2 次服。本方滋阴润肺,适用于肺肾阴虚所致的肺结核。

(3)处方三　秦艽、银柴胡各 9 克,地骨皮 6 克,炙鳖甲 15 克,党参 9 克,当归、紫菀各 6 克,百部、阿胶珠各 9 克,知母、贝母各 6 克。水煎服,每日 1 剂,分 2 次服。本方滋阴清火,潜阳保肺,适用于阴虚火旺所致的肺结核。

(4)处方四　鳖甲 75 克,天冬 50 克,秦艽、地骨皮、柴胡各 35 克,生地黄 50 克,桑皮、半夏、知母、紫菀、黄芪、赤芍、甘草各 30 克,党参 50 克,茯苓、桔梗各 20 克。共为细末,每服 2 克,1 日 2 次,温开水送下。本方可滋阴降火,益气止咳。适用于气阴两虚所致的肺结核。

2.中成药

(1)百合固金丸　每次 1 丸,每日 2 次,可养阴润肺,化痰止咳。适用于肺肾阴虚所致之燥咳少痰,痰中带血,咽干喉痛。

(2)月华丸　每次 1 丸,每日 2 次,可滋阴润肺,抗结核杀虫。适用于肺阴虚所致之燥咳少痰,痰中带血。

(3)紫河车胶囊　每次 15 粒,每日 3 次。可温肾补精,益气养血。适用于虚劳消瘦,骨蒸盗汗,咳嗽气喘,食少气短。

(4)麦味地黄丸　每次 1 丸,每天 2 次。可滋阴养肺。适用于肺肾阴亏,潮热盗汗,咽干咳血,眩晕耳鸣,腰膝酸软及消渴等症。

五、高血压

高血压是以体循环动脉压增高为主要特点的全身性疾病。诊断标准为：收缩压大于或等于140毫米汞柱及舒张压大于或等于90毫米汞柱的情况下，多与长期精神紧张、忧思恼怒、机体阴阳平衡失调，或嗜食肥甘、吸烟、嗜酒等有关。临床表现主要有头痛、头晕、耳鸣、心慌、面红、急躁、肢麻、记忆力减退、失眠等。晚期患者可发生心、脑、肾和视网膜小动脉病变。高血压属于中医"眩晕""头痛"等病证的范畴。

（一）情志调养

《黄帝内经》云："恬淡虚无，真气从之；精神内守，病安从来？"情绪波动是高血压发病的常见诱因，保持良好的精神状态对高血压的调控及预后均极为重要。中医认为，遇喜不要过度兴奋，遇悲不要忧郁不解，高血压患者应培养愉悦的情绪，塑造开朗乐观的性格，宽以待人，平时多参加一些有利于调养情志的娱乐活动，如养花种草、垂钓、练习书法、打太极拳等。精神愉快则气血和畅，营卫流通，"怒则气上，血随气逆"则引起血压升高。因此，高血压患者要注意制怒，不要经常发脾气，要改变急躁易怒的性格，心情郁怒时，要转移一下注意力，通过轻松愉快的方式来松弛自己的情绪。

（二）饮食调养

1. 饮食原则　高血压患者的饮食原则是一个字：淡。过咸是引起高血压的危险因素。在清淡饮食的原则下，应做到粗细搭配，荤素相宜，品种多样，保持膳食平衡。对高血压患者，要供给充足的优质蛋白质、维生素、钙、钾和适量的微量元素，并常吃些富含膳食纤维的粗粮、水果及蔬菜，对降压保健大有裨益，如地瓜、香蕉、菠萝、芹菜、葵瓜、西红柿、青皮萝卜、绿豆芽、冬瓜、黄瓜、香菇等蔬菜。血脂异常的高血压患者，应控制体重，忌高脂肪饮食，如肥肉、动物内脏、熏烤食品等。同时要节制饮食，避免超重做到早餐吃好，午餐不过饱，晚餐要少，不酗酒，不吸烟。

2. 食疗方

（1）凉拌芹菜　洗净后以沸水焯2~3分钟，取出沥水，切寸长，加麻油、味精、精盐，拌匀即可。可清肝泻火，适用于肝阳上亢的高血压，症见头痛、头胀兼有性情急躁易怒者，亦可用鲜芹菜洗净后，捣后绞汁服用，能使血压下降。

（2）黑木耳瘦肉汤　黑木耳10克，瘦猪肉50克，生姜3片，红枣6枚（去核）。先将黑木耳用冷水浸泡后洗净去杂质，与肉煮沸后加醋少许，再入姜、枣用文火煲约1小时,加盐、味精。可凉血活血、补气和胃,适用于气虚血瘀的高血压,症见头昏、疲劳乏力、舌质胖紫、形体肥胖者。

(三)起居调养

1. 防寒保暖　受寒可使血管收缩,血压升高,故冷空气降临时要注意增加衣被,冬季外出应注意佩戴围巾、手套、帽子等。

2. 起床方法正确　起床时慢起慢立,避免心排血量急剧变化所导致血压大幅度波动。这样有助于预防心脑血管疾病的发生。性生活适度,避免神经兴奋所致血压升高。保持大便通畅,预防排便时腹压增加所致血压骤然上升甚至脑出血,必要时可用开塞露等辅助排便。

3. 睡眠时间充足　睡眠时交感神经兴奋性降低,血压有所下降,甚至恢复正常。充足的睡眠也有利于机体恢复心血管的神经调节,因此,要保证睡眠时间充足,每日睡眠时间一般应在8小时左右。

(四)运动调养

高血压患者运动养生贵在"适度"。高血压患者无论选择何种锻炼项目,都要根据自己的体质状况、血压高低,掌握好运动量,以感到浑身舒适为度,切莫盲目加大运动量。运动时间的选择上要避开上午6~9时"高峰期",该时段为心脑血管病的高发期。运动时要避免用力,预防用力屏气所致血压升高及屏气放松时心脏射血急剧增加所致脑血管意外。运动中低头弯腰要适度,头部尽量不要低于心脏的水平,防止低头时血液涌入脑部所致脑血管意外。最好选择离家不远的地方进行结伴锻炼,以便发生意外时能互相照应。运动时如发生胸痛、呼吸困难、心慌、头晕、恶心,应立即停止锻炼,就地休息,必要时到医院请医生治疗。

(五)按摩调养

1. 按揉风池穴　用双手拇指按揉双侧风池穴,顺时针旋转,1周为1拍,共做32拍。可有效改善头晕、头痛症状。

2. 按摩降压沟　降压沟位于两耳郭后上侧凹陷处,按摩时用两手大拇指紧贴该部,用力向下以中等力度按摩上下,或觉耳郭发热即可,每日早晚各1次。

(六)药膳调养

1. 天麻蒸鱼　天麻25克,川芎、白茯苓各10克,1 000克左右鲜鲤鱼1条,调味品适量。将鱼宰杀洗净,将川芎、白茯苓、天麻饮片填入鱼头和鱼腹内,上笼蒸30分钟后,去川芎、天麻、白茯苓后佐餐食用,分次食完。适用于高血压伴有头痛、头晕及肢体麻木、下肢浮肿者。

2. 菊花粥　菊花末15克,粳米100克。菊花摘去蒂,取出晒干或阴干,然后磨成细末,备用。粳米淘净放入锅内,加清水适量,用武火烧沸后,转用文火煮至半成熟,再加菊花细末,继续用文火煮至米烂成粥。每日两次,晚餐食用。

(七)药茶调养

1. 菊花茶　菊花可平肝潜阳、清利头目,适用于高血压伴有头痛眩晕者。泡茶以杭州大白菊或小白菊为佳,每日 3 次,每次 12 克,开水冲泡饮服。

2. 决明子茶　决明子可清肝明目、润肠通便,适用于高血压伴有便秘者。每次 15 克,每日 1 次,泡水代茶饮用。

3. 丹参茶　丹参具有活血通经、养心安神的功效,丹参 30 g,水煎代茶饮,每日 1 次,可预防心脑血管病。

(八)方药调养

1. 汤药

(1)夏枯草、益母草各 15 克,栀子、龙胆草各 9 克,白芍药 12 克,生甘草 3 克。加水煎煮,每日服 2 次。适用于肝阳上亢,头痛头晕、面色潮红的高血压患者。

(2)生地黄、枸杞子、菊花、白蒺藜各 12 克,钩藤(后下)、白芍各 15 克,珍珠母(先煎)30 克,天麻 20 克。加水煎煮,每日服 2 次。适用于阴虚阳亢的高血压,症见头昏头晕、口干多饮、目干目涩、腰膝酸软、便秘者。

2. 中成药

(1)复方罗布麻片　每次 1~3 片,每日 2 次。可平肝阳、降血压,适用于轻度高血压者服用。

(2)珍菊降压片　每次 1 片,每日 3 次。可平肝潜阳,适用于肝阳上亢、肝火旺盛的高血压,症见头痛头昏、口干、面红、烦躁易怒者服用。

(九)药物外治调养

1. 药枕疗法　菊花、决明子各 100 克,冬桑叶 150 克,上药与适量荞麦壳混匀,装入枕套内制成药枕。能平肝降压,习惯后代替枕头长期使用。使用 2~3 个月后,更新药物。每用 10 日左右,要暴晒 1 次,并翻动枕内药物。

2. 药物浴脚法　钩藤、豨莶草、臭梧桐叶各 30 克,加清水适量煎煮。每日晨起、睡前浴脚 30 分钟,泡时加 30 毫升左右白醋更好。

六、高脂血症

高脂血症是指血脂水平过高,可直接引起一些严重危害人体健康的疾病,如动脉粥样硬化、冠心病、胰腺炎等。中医临床上一般认为高脂血症属于"浊阻""痰湿""肥胖""湿热""血瘀"等范畴。

(一)饮食调养

1. 饮食原则 饮食以清淡为原则,多吃新鲜蔬菜与水果:蔬菜与水果,除含有大量水分外,还含有丰富的维生素 C 及粗纤维。维生素 C 具有降血脂的作用,粗纤维在肠道可以阻止胆固醇的吸收,有利于降低血液黏稠度。山楂、苹果、梨、猕猴桃、柑橘等均有一定的降脂作用。

2. 禁烟戒酒 因为烟草所含有的尼古丁、一氧化碳等有害物质,吸入人体后会对人体产生各种各样的不良反应;适量饮酒对血脂代谢是有一定益处的。大量饮酒还会造成极低密度脂蛋白胆固醇在肝脏内的分泌量增多,从而直接导致三酰甘油水平的升高。

3. 高脂血症患者尽量不吃或少吃含胆固醇高的食物 动物的内脏、脑髓、骨髓、鱼子、贝类、乌贼、鳝等。要常吃多纤维的蔬菜、瓜果,它们含有大量的植物固醇可以抑制胆固醇吸收,起到抗动脉硬化作用。多吃大豆食品,大豆可使血液中的胆固醇下降,改善血液的黏稠度,避免胆固醇在血管内沉着,有利于防治高黏血症及高脂血症。

4. 多饮水 饮水量过少会导致血液浓缩、血液黏度增高,流速减慢,促使血小板在局部沉积,易形成血栓。多饮水有利于冲淡血液,缓解血液黏稠的程度,保持体内血液循环顺畅。

5. 食疗方

(1)木耳炖豆腐 木耳 100 克,豆腐 500 克。木耳去杂洗净,撕成小片;豆腐切成片。待锅内油热后,投入葱姜煸香,加入豆腐、木耳、精盐、味精和适量水,武火烧沸后,改为文火炖至豆腐入味即成。

(2)海带绿豆汤 海带 150 克,绿豆 150 克,盐少许。将海带浸泡、洗净、切块,然后与绿豆共煮至豆烂,最后加入少许盐即可。

(二)情志调养

长期情志不遂,肝失条达,疏泄失常,气血运行不畅,或思虑过度,伤及脾胃,内生痰湿,可导致本病。因此,要保持情志舒畅,心境豁达,勿暴怒,勿郁忧,合理安排工作、休息与娱乐时间,使经脉张弛有度,机体气机舒畅。

(三)起居调养

1.日常生活要有规律　良好的生活习惯、合理的生活作息是治疗和预防高脂血症的重要措施,每个人都应制订并实施生活计划。如每日的睡眠规律和饮食规律等,这些是降低血脂的重要条件之一。

2.良好的心态　俗话说"笑一笑,十年少"。保持良好的心理状态,稳定情绪,培养自己的各种爱好。可以通过欣赏音乐、学习绘画和书法等来陶冶情操;种花草、养宠物也可以使人获得良好的心态,缓解紧张的情绪。

3.宜重视家务劳动　尤其是男子适宜多做一些家务,有促进家庭和谐、豁达情志的作用。中老年患者家务劳动量要适可,尤其是老年人不宜过度劳累。

4.宜适量安排娱乐生活　适量安排娱乐生活可扭转多数高脂血症患者"生性喜静"的不良生活状态。

5.应该注意适当减肥　减轻体重是肥胖的高血脂患者饮食疗法的一个重要组成部分。

(四)运动调养

运动对机体的脂质代谢具有积极的影响,很多医学专家都认为加强运动锻炼可以有效预防高脂血症。宜每天坚持运动和体力活动。高脂血症患者要做到不久坐、不久立、不久蹲、不久卧、不久行,要选择适宜的锻炼项目进行锻炼,要持之以恒。一般来说,患有高脂血症而无其他合并症者应保持中等强度运动量,即每天达到慢跑3~5公里的运动量。对有轻度高血压、肥胖等并发疾病的患者应自行掌握,以锻炼时不发生明显的身体不适为原则。

(五)药膳调养

1.山楂炖桂圆　山楂10克,桂圆6颗,剥皮洗净。水煮沸后将山楂和桂圆倒入炖煮,放入冰糖,煮15分钟即可。

2.泽泻荷叶粥　泽泻20克,荷叶15克,粳米100克。泽泻研成细粉,与荷叶、粳米一同入锅,熬煮成稀粥,熟后加入白糖适量调味,代早餐服食。泽泻在降低血清胆固醇的同时,降低三酰甘油,升高高密度脂蛋白。另外,泽泻还有抗心肌缺血、降压、降血糖等作用。荷叶有清热化湿、减肥消脂之功。常服此粥对防治动脉粥样硬化、冠心病有显著效果。

(六)药茶调养

1.消脂减肥茶　生首乌30克,生山楂15克,草决明15克,冬瓜皮20克,乌龙茶3克。先将首乌等4味共煎,去渣,以其汤液冲泡乌龙茶,代茶饮用,每日1剂。连续饮用两个月为1个疗程,一般服用3~5个疗程。有降脂、活血、降压、利水等功用。

2.杜仲乌龙茶　乌龙茶、杜仲等精制成罐装,每日早晚各服 1 次。具有降脂、降压、减肥的作用。主治高脂血症、高血压、肥胖病。

(七)方药调养

1.汤药

(1)半夏、陈皮、枳实、泽泻各 20 克,决明子、莱菔子各 18 克,白术、茯苓各 9 克。水煎服,每日 1 剂,每日 2 次。适用于痰湿内盛证,症见体胖,身体重着,肢体困倦,痰涎壅盛,头晕目眩,嗜食肥甘醇酒,神疲嗜卧。

(2)附子 12 克,桂枝 15 克,茯苓 20 克,白芍 15 克,甘草 10 克。水煎服,每日 1 剂,每日 2 次。适用于脾肾阳虚证,症见体胖,颜面虚浮,腹胀便溏,自汗气喘,动则更甚,畏寒肢冷,下肢浮肿。

2.中成药　血脂康胶囊:口服,1 次 2 粒,1 日 2 次,早晚饭后服用;轻、中度患者 1 日 2 粒,晚饭后服用。可除湿祛痰,活血化瘀,健脾消食。用于脾虚痰瘀阻滞症的气短、乏力、头晕、头痛、胸闷、腹胀、食少纳呆等。

七、中风

中风又名脑卒中,临床以突然昏仆、不省人事,醒后有口眼㖞斜、半身不遂、语言不清等后遗症为主要表现。包括出血性和缺血性两大类,根据出血部位的不同,前者又分为蛛网膜下腔出血和脑出血。临床上又常将后者分为一过性脑缺血发作、脑血栓形成、脑栓塞。中医认为,中风是因脏腑气血阴阳失调,气血逆乱于脑所致。多见于45岁以上有高脂血症、粥样动脉硬化、高血压病史的中老年人。本病病情重,预后差,后遗症多,严重影响患者的生活质量,故发生中风后,要注意综合治疗调养。

(一)情志调养

在疾病恢复期,不要因为悲观沮丧、心情烦躁,这时应转移其注意力,使思想从病痛中解脱出来。解除思想负担,消除悲观情绪,树立战胜疾病的信心。以防过怒伤肝,肝阳暴涨,化火动风,而致中风病情加重或发生复中,导致病情恶化。可与他人聊天、下棋及读书等,使心绪稳定,精神愉快,有助于病情稳定。重新树立生活的信心,要抓紧时机,积极治疗。适当锻炼、提高疗效、积极致力于疾病的康复。

(二)饮食调养

1.饮食原则　饮食宜清淡,多吃新鲜蔬菜、水果,多饮水,少食高脂肪、高胆固醇、高热量的食物及动物内脏、奶油等。少食多餐,减少食盐的摄入,每日控制在3~5克。饮食中应有足量的蛋白质,这些蛋白质包括蛋清、瘦猪肉、鱼、牛肉、鸡肉、鸭肉以及植物蛋白如豆制品等,以供给身体所需要的氨基酸,可使受损的神经、细胞、肌肉更快恢复。避免刺激性食物如浓茶、咖啡、辣椒等。酒性辛温、可助阳化火。吸烟可刺激血管收缩,使血压升高。这些都不利于疾病康复。

2.食疗方

(1)洋葱黑木耳　黑木耳用水泡发,洋葱切片、凉拌食用。具有降血压、降血脂、增强纤维蛋白活性、抗血管硬化、抗血栓形成和抗血小板聚集的作用。

(2)麻仁薄荷粥　火麻仁30克,生薄荷6克,荆芥10克,白高粱米100克。将火麻仁研碎,与薄荷、荆芥同用水煎,去渣取汁,以此汁下米煮粥,空腹食用,每日1次。可祛风通络,适用于中风,症见肌肤不仁、手脚麻木、口眼㖞斜、大便秘结者。

(三)起居调养

中风患者还应注意气候的变化,避免外邪侵袭,着凉受寒,寒气凝闭,筋脉收缩,肢体强直,血液流动迟缓,可影响中风的恢复,故应注意肢体的保暖。注意保持室内安静,空气新鲜,避免对流风和噪声对患者的刺激。如适寒温秋季日夜温差较大,早晚气温较低,风寒极易伤人,偏瘫患者生活起居要有一定规律,早睡早起,保证充足休息,有利于机体康复。

(四)运动调养

当中风患者身体状况稳定后,便要开始进行一些物理方面的治疗。在康复过程中,应坚持早锻炼、勤锻炼的原则,要特别注重步行训练;在家人的搀扶下进行行走、持物等锻炼。中风的后遗症康复的目标大同小异,主要是透过治疗重建肌耐力、平衡、协调等运动功能,使患者做出稳定和顺畅的步行动作,完成最佳的神经肢体恢复。针对性地加强小关节的锻炼,如每日练习握力、捡物等。还可以结合针灸、推拿、中医药等传统疗法对患者进行整体康复。早期、正规、全面的康复治疗,不仅能最大限度地恢复患者的肢体功能、语言功能,而且能最大限度地提高患者的日常生活能力,减轻家人护理负担。

(五)药膳调养

1.黄芪猪肉羹　黄芪 30 克,大枣 10 枚,当归、枸杞子各 15 克,瘦猪肉 150 克,精盐少许。将猪肉洗净切块,用大火煮沸后,加入黄芪、大枣、当归、枸杞子,再用小火炖煮,烂后加入味精、盐等调味品,即可服食,每日 1 次,分次食完。可补气养血、滋阴,适用于中风后遗症,症见面黄无华、疲倦乏力、手足麻木者。

2.田参鸡肉汤　鸡肉 90 克,田七 10 克,红参 10 克,黄芪 30 克。田七打碎,加鸡肉、生姜 3 片,把全部用料一齐放入瓦锅内,加清水适量,文火煮 2 个小时,调味即可,随饭饮用。适用于中风后遗症之半身不遂,患肢肿胀,疼痛,语言不利,记忆力减退,头晕,心悸,舌淡暗或有瘀斑,脉细弦者。

3.地黄龟肉汤　龟 1 只(约 200 克),干地黄 30 克,枸杞子 20 克,秦艽 15 克。将龟去肠杂、斩块,把全部用料一齐放入瓦锅内,加清水适量,文火煮 2 个小时,调味即可,随饭饮用。适用于中风后遗症之半身不遂,患肢挛缩、僵硬,头晕,面红,口干,腰酸,舌红少苔,脉细者。

(六)方药调养

1.汤药

(1)补阳还五汤　黄芪、丹参、鸡血藤各 30 克,当归、赤芍、桃仁各 10 克,川芎、桂枝、红花各 12 克,地龙、牛膝各 15 克,甘草 3 克。可益气活血,祛瘀通络,适用于症见半身不遂,口眼㖞斜,言语謇涩,神疲乏力,面白少华,头晕心悸,血压偏高或不高者。

(2)通脉汤　鸡血藤、丹参各30克,红花10克,全蝎5克。上药共加水煎煮,每日1剂,每日服2次。适用于症见半身不遂、下肢水肿、肢体麻木、贫血面黄者。

(3)加味牵正散　荆芥、防风、白芷、僵蚕各9克,白附子15克,地龙10克,全蝎5克,炙蜈蚣1条。加水煎煮,每日1剂,每日服2次。可祛风化痰,适用于症见口眼㖞斜者。

2.中成药调养

(1)大活络丸　每次1丸(3克),每日2次。可舒筋活络、祛风散寒、镇痉止痛,适用于症见四肢麻木、腰腿疼痛、言语不清、手足拘挛者。

(2)血塞通软胶囊　口服每次2粒,每日2次。活血化瘀、通脉活络。用于瘀血闭阻脉络的中风中经络恢复期,症见偏瘫、半身不遂、口眼㖞斜、言语不清或不语者。

(3)消栓通络片　口服每次6片,每日3次。活血化瘀、温经通络。用于中风恢复期(1年内),症见半身不遂、肢体麻木者。

(4)通心络胶囊　口服每次2~4粒,每日3次,主要功能为益气活血、通络止痛。用于气虚、血瘀络阻型中风,症见半身不遂或半身麻木、口眼㖞斜、言语不清者等。阴虚火旺型中风患者禁用,胃部不适者改为饭后服用。

八、冠心病

冠心病,是冠状动脉粥样硬化性心脏病的简称,属于中医"胸痹""真心痛""卒心痛"等范畴。粥样硬化斑块的存在,导致心肌的血流量减少,供氧、供血不足,从而产生一系列心脏缺血的表现,如胸闷、憋气、胸痛、心绞痛、心肌梗死,严重的甚至猝死等,常有胸痛放射到左肩背部,有胃肠道症状者伴有恶心、呕吐、上腹胀痛,易被误诊成胃肠道疾病。因此,冠心病又称为缺血性心脏病。

(一)情志调养

情绪波动是冠心病发作的常见诱因,甚至可诱发心肌梗死。因此,要注意保持良好的精神状态,心胸一定要坦荡豁达,避免紧张、焦虑、情绪激动和发怒。遇到不良情绪刺激时,如家中发生灾祸或不幸事情时,以及发怒时要保持冷静,稳定情绪,注意休息。平时,可参加一些娱乐活动,如欣赏音乐、观赏书画、种花养鸟、钓鱼等来修身养性。

(二)饮食调养

1.定时定量,少食多餐　吃得过饱,胃部过度扩张而抬高横膈,影响心脏的活动。所以饮食不要过饱,切忌暴饮暴食。要定时定量,少食多餐。

2.多素少荤,清淡勿过咸　饮食宜清淡、细软、易消化,少吃不易消化的油煎、油炸食物,少吃动物脂肪及高胆固醇食物,如猪脑、动物内脏、乌贼鱼、鱿鱼、蛋黄、小虾米等。饮食不宜过咸,过咸的食物会引起血压增高,加重心脏负担。

3.戒酒　饮酒可能影响心脏和血管功能,同时,冠心病后期都有不同程度的胃黏膜充血和肝脏瘀血,甚至可引起肝功能异常。因此,冠心病患者要戒酒,特别要禁饮烈性酒。

4.食疗方

(1)双耳汤　银耳、黑木耳各10克,冰糖适量。将黑木耳、银耳一起用温开水泡发后洗净,放入碗中,加水及冰糖,隔水蒸1小时,趁热服食,每日1次。可活血止痛,适用于心血瘀阻型冠心病,症见胸部刺痛、心悸、舌有紫气、脉沉涩者。

(2)胡萝卜拌土豆　胡萝卜100克,土豆丝150克,炒芝麻10克,葱2根。胡萝卜、土豆丝用沸水焯熟,捞出滤去水分,将全部材料合存一起,加入调味品,撒入炒芝麻拌匀即成,佐餐食用。可健脾化痰,适用于痰浊壅盛型冠心病,症见胸闷如窒、气短痰多、形体肥胖者。

（3）扁豆韭菜煎　白扁豆20克,韭菜30克,红糖15克。将前2味药用水煮熟,加适量红糖调味服食。可温阳散寒、活血通络,适用于阴寒凝滞型冠心病,症见胸痛遇寒加剧、面色苍白、脉沉细者。

（三）起居调养

1.注意防寒保暖,及时增减衣物。严冬季节,清晨起床及夜间临厕更须注意保暖。清晨起床不宜过快,易诱发心脏缺血、冠心病发作。起床一杯淡盐水,对便秘有好处,临睡前一杯水,防止夜间心肌梗死发生。

2.大便时不可过分用力,保持大便通畅。

3.节制房事,性生活时交感神经兴奋,心跳加快,血压升高,有引起冠心病发作的可能。所以,房事要适当节制。

4.饭后应稍加休息后再上床睡觉,餐后立即就寝有可能出现心搏骤停,睡姿最好保持右侧卧位。

（四）运动调养

冠心病病情稳定后,可进行散步、慢跑、做操、打太极拳、骑自行车等运动,运动量以运动后不出现胸闷等不适症状为宜。但心肌梗死急性期、不稳定型心绞痛及并发严重心律失常、心力衰竭者,应严格限制活动,必要时绝对卧床休息。

（五）药膳调养

1.黄芪粥　黄芪30克,粳米(淘净)50克。先将黄芪洗净切细,加水煎煮取汁500毫升,复入粳米、冰糖适量,小火煮成稠粥。趁热服食,每日早晨1次。可补心益气,适用于症见心慌心悸、气短乏力、下肢水肿、常易感冒者。

2.西洋参田七炖鸡肉　鸡肉120克,西洋参10克,田七5克。先将西洋参、田七洗净切片,鸡肉洗净切粒。然后把全部用料放入盅内,加开水适量,文火炖2～3小时。可补气养阴,生津止渴,清降虚火,化瘀止痛。适用于症见心悸气短、体倦汗出、心胸刺痛、睡眠不安、心中烦热、舌淡有瘀者。

（六）茶饮调养

1.菊决饮　杭菊花10克,生山楂片、草决明子各15克。一起放入保温瓶中,用开水冲泡,盖严,焖浸30分钟,代茶频饮,每日1次。可平肝潜阳、活血通便,适用于症见头昏头晕、大便秘结、形体肥胖者。

2.丹参山楂冠心茶　丹参、山楂各15克,放入茶杯内,倒入刚沸的开水,盖严杯盖,隔15～20分钟即可饮用,每日1次。可活血化瘀,适用于症见心胸刺痛、气短体肥、血脂增高者。

（七）方药调养

1. 汤药

（1）丹参红花汤　丹参30克，红花15克，川芎、赤芍、降香各10克。取上药加水500毫升同煎，武火煮沸后，改用文火续煎20分钟，药汁1次服完。每剂煎服2次，每日1剂。可活血化瘀、通络止痛，适用于症见心痛剧烈、心慌胸闷、面色灰暗、怔忡失眠、舌质紫暗者。

（2）五味子饮　五味子6克，茯苓、菟丝子各10克。小火煎汤取汁，加蜂蜜适量调服，每日1次。可行气活血、宁心安神，适用于心悸、失眠、腰酸、尿频者。

2. 中成药

（1）速效救心丸　舌下含服，每次4~6粒，每日3次，严重者可服10~15粒。可镇静止痛，改善微循环，降低外周血管阻力，减轻心脏负荷，改善心肌缺血，适用于胸闷、胸痛急性发作时。

（2）麝香保心丸　每次2~4丸，每日3次，或症状发作时服。可芳香温通、益气强心，适用于心肌缺血引起的心绞痛、胸闷及心肌梗死等。

（3）复方丹参滴丸　每次10丸，口服或舌下含服，每日3次。可活血化瘀、理气止痛，适用于胸中憋闷、口唇紫暗、手臂麻木者。

（4）生脉饮　每次10毫升，每日3次。可益气养阴、养心补肺，适用于冠心病症见心悸心慌、气短乏力者。

（5）银杏叶片　每次1~2片，每日3次。可活血化瘀、通脉舒络。适用于动脉硬化及高血压病所致的心绞痛、心肌梗死等。

九、糖尿病

糖尿病是指体内胰岛素分泌相对或绝对缺乏及作用机制障碍使机体不能充分利用葡萄糖,造成血糖升高,中医称为"消渴"。其中又以多饮为"上消",多食为"中消",多尿为"下消",所以又有"三消"之称。其临床表现,有人归纳为"三多一少",即多饮、多食、多尿和体重减轻,或伴有其他症状,如精神不振、倦怠乏力、头昏、视物不清、腰膝酸软,也有五心烦热、咽干舌燥等。

(一)心理调养

目前无特效疗法,但只要调养得宜,控制其发展,完全可以正常工作生活。现在有人提出一个控制血糖方案:控制主食、服用降糖药物、适度运动、心理调节、起居规律。还有人提出"管住嘴、放开腿、戒烟酒"九字防治原则。患了糖尿病,不必紧张,把上面的方法和原则当作特效药、护身符,并保持乐观的情绪,快乐的生活,定能益寿延年。

(二)饮食调养

1.对含糖的饮料及各种果汁应拒绝饮用,可多饮豆浆。有报道常饮豆浆可治疗糖尿病。

2.控制主食,多吃具有降糖作用的副食品。如芹菜、大白菜、冬瓜、黄瓜、苦瓜、南瓜、茄子,还有洋葱、空心菜、薏苡仁、扁豆、山药、麸皮、玉米、荞麦等,尤其是苦瓜、南瓜被人称为"糖尿病的克星"。

(三)起居调养

生活起居与糖尿病的发生、发展及治疗、预后有着十分密切的关系。糖尿病患者应科学地安排每一天的生活,注意以下几点。①日常生活有规律:对于糖尿病患者来说,规律的生活是稳定血糖,恢复健康的重要保证。②保证充足有效的睡眠,适当的休息,有助于恢复体力,增强抗病能力,对糖尿病的治疗是有益的。③坚持适量的运动锻炼:生命在于运动,运动锻炼是糖尿病患者起居养生的一项重要内容,对糖尿病的治疗和康复大有好处。糖尿病患者可根据自己的工作、身体条件及病情的轻重等,在医生的指导下选择适宜于自己的运动锻炼项目,如散步、慢跑、打太极拳等并长期坚持。

(四)运动调养

控制血糖要适度运动。因运动可以调整糖代谢紊乱,降低血糖,改善血脂水平和心血管功能。唐代孙思邈就曾提出"消渴"防治之法:每日步行数千步。故可坚持散步或打太极拳每日 40~60 分钟,以微微汗出为度。

(五)药膳调养

1. 凉拌苦瓜丝　苦瓜去瓤切成细丝,开水焯后,捞出,再加盐、芝麻油等拌匀即可食用。

2. 天花粉粥　天花粉 30 g,粳米 100 g。先煎天花粉,去渣,取汁,再入米煮作粥。清肺、止渴、生津。适用于糖尿病及肺热咳嗽。

3. 猪胰玉米须汤　猪胰一具,玉米须鲜者 120 克(干者 60 克)。先将猪胰洗净,切成薄片,玉米须先煮 30 分钟左右,捞出玉米须,将猪胰投入,煮沸后加料酒及姜、葱,再以文火炖至熟烂,加精盐、味精调味即可。可滋阴润燥止渴,吃猪胰的功用有类似补充胰岛素的效应。

4. 葛根粳米粥　葛根 30 克,粳米 50 克。将粳米浸泡一宿,与葛根粉同入砂锅内,加水 500 毫升,文火煮至粥稠服用。功能:清热除烦,生津止渴。现代药理研究证明葛根有降低血糖作用,并能扩张心脑血管,具有温和的降血压作用。适应证:阴虚火旺型糖尿病,症见口干多饮,心烦易怒,性情急躁,多食易饥,大便干结者。

(六)药茶调养

1. 枸杞五味茶　取枸杞子、五味子各 15 克,煎汤代茶,为一日量。可养阴生津,适用于肺阴不足、肝阴虚者,症见口渴多饮、两目干涩,经常服用可以防止并发白内障。

2. 玉米须茶　绿茶 30 克,玉米须 50~100 克,将玉米须加水 300 毫升煮沸 5 分钟,加入绿茶即可,分 3 次服,日服 1~2 剂。用于糖尿病尿浊者。

3. 玉竹乌梅茶　玉竹、北沙参、石斛、麦冬各 9 克,大乌梅 5 枚。将上药5 味共碾制成粗末,加水适量,煎汤代茶饮。有养阴润燥、生津止渴的作用。用于上中消及热病伤阴烦渴、夏季汗多口渴多饮等。

(七)方药调养

1. 汤药

(1)益气活血降糖方　生黄芪 30 克,生地黄 30 克,山药 15 克,苍术15 克,当归 10 克,赤芍 10 克,川芎 10 克,玄参 30 克,丹参 30 克,葛根15 克,天花粉 15 克,木香 10 克。水煎服,每日 1 剂。适用于气虚有瘀者,多饮、多食、多尿,乏力、消瘦,抵抗力弱,易患外感,舌淡暗、脉沉细等症状。

(2)白虎加人参汤　出自张仲景《伤寒论》。知母 18 克,石膏 30 克(碎),炙甘草 6 克,粳米 12 克,人参 9 克。水煎服,每日 1 剂。适用于燥热内盛型消渴,症见发热,烦渴,口舌干燥,汗多,脉大无力。

2. 中成药

（1）六味地黄丸　每次服 8 丸，每日 3 次。可补肾滋阴，适用于肾阴偏虚或有低热者。可以久服，但大便易溏者勿服。

（2）消渴丸　每次服 6 克，每日 2～3 次。一般糖尿病患者都可服用。

（3）糖脉康颗粒　每次服 6 克，每日 2～3 次。益气养阴，活血化瘀，主治非胰岛素依赖型糖尿病，对防治糖尿病并发症也有一定作用。

3. 外洗药　糖痛外洗方：透骨草、丹参、艾叶、木瓜、红花等，适用于糖尿病周围神经病变所致的凉、麻、痛、痿诸症。

十、慢性胃炎

慢性胃炎是不同病因引起的各种慢性胃黏膜炎症性病变,胃炎主要表现为黏膜充血、水肿,可伴有渗出物、出血或糜烂。是胃病中较常见的一种。慢性胃炎属于中医"胃痛""痞症""反酸""嘈杂"等范畴。慢性胃炎的发生,多因长期情绪不快,精神抑郁,冷热不适,或饥饱失常,过度劳倦,损伤脾胃,引起胃脘痛。胃脘痛表现为上腹部有饱闷和胀满感,嗳气则舒;或有呕吐、反酸、阵痛及饮食减退;或胃痛突然发作,暖胃后减轻,遇寒后加重,也有呈规律性的,如饥时痛作,食后缓解,也有食后痛作。中医调养有较好疗效。

(一)情志调养

平时宜保持情绪乐观、愉快的心情,有利于周身血液循环的通畅,亦有利于肝气的疏泄,从而可以促进脾胃功能的消化、吸收。长期精神紧张、忧愁、悲哀、焦虑、气愤等不良情绪左右,很容易造成自主神经系统功能紊乱,从而导致胃肠道黏膜缺血、运动和分泌失常,胃黏膜抵抗力减弱,诱发慢性胃炎。如果本来就有慢性胃炎的患者,这种情况下很容易诱发应激性胃溃疡,从而导致胃穿孔,危及患者生命,甚者需要紧急送医院抢救治疗。故不良情绪能影响食欲,并有碍对食物的消化。

(二)饮食调养

1.饮食也要有所宜忌

(1)在一日中宜少食多餐,食物以清淡易消化的食物为宜,不宜吃得过饱,宜七分饱。食物要冷热适度,因过冷过热都能刺激胃黏膜或使胃肠部痉挛。

(2)饮食也要有所宜忌,如忌浓茶、咖啡、酒、粗纤维食物(粗粮、韭菜、豆芽菜等)和散气血食物(生葱、白萝卜)。但当胃脘部经常出现食后胀气者,萝卜、葱白也可以吃,中医认为这类食品具有消食、导滞、理气和胃的作用。如胃寒者,忌食生冷水果;如胃酸时泛者,忌食酸、甜食物;如曾有出血者,忌食辛辣刺激及粗纤维等食物,因粗纤维不易消化,刺激胃黏膜,尤其出血的部位,可能引起大出血。酒精与烟对胃黏膜有刺激作用,并能损伤胃黏膜防御机制,加重病情,故应忌酒烟。

2.食物选择要点

(1)主食可选用软米饭、面包、馒头、包子、馄饨等。

(2)牛奶、奶油、淀粉、蔬菜、煮熟瘦肉等不刺激胃酸分泌的食物,适于高酸性胃炎患者。

（3）浓肉汤、鸡汤、鱼汤等含氮浸出物较高的食物,能强烈刺激胃酸分泌,适于低酸性胃炎患者,而不适于高酸性胃炎患者。

（4）新鲜而含纤维少的蔬菜及水果,如冬瓜、黄瓜、西红柿、土豆、菠菜叶、小白菜、苹果、梨、香蕉、橘子等比较适合胃炎患者食用,而芹菜、韭菜、黄豆芽、金针菜等含纤维多的食品宜少食。

（5）当患有慢性胃炎时,应当多喝一些酸奶,对胃黏膜起保护作用,使已受伤的胃黏膜得到修复。另外,酸奶分解代谢所产生的乳酸和葡萄糖醛酸能增加胃内的酸度,抑制有害菌分解蛋白质产生毒素,有利于胃炎的治疗和恢复。当口服抗生素治疗某些炎症性疾病时,饮用酸奶,既补充了营养,又避免了抗生素对人体产生的不良反应。

3. 食疗方

（1）蘑菇荟萃　蘑菇洗净、香菇和杏鲍菇切片,胡萝卜切片,木耳撕成小朵,青红椒切片,烧热油,油热后下葱姜末爆香;倒入胡萝卜片,所有蘑菇炒至断生,放入木耳炒匀;加盐,放入青红椒炒匀;最后用水淀粉勾芡出锅。本菜能降糖、降压、养胃、缓解胃溃疡,宜胃肠。

（2）板栗炖母鸡　板栗 500 克,柴母鸡 1 只(农村散养,约 1 000 克重),料酒 3 匙,姜 3 片,水 1 500 毫升,盐适量。锅内装入鸡块、栗子、姜片、料酒、水煮开,改用文火炖 2 小时,鸡肉烂后加食盐适量即可。母鸡肉温中益气,善治虚劳、胃呆食少;栗子也能益气、厚肠胃、补肾气、强筋骨。母鸡肉与栗子合用,助其健脾益肾之功。慢性肠胃炎患者和肾亏尿频、腰腿无力者均可食用,疗效显著。

（3）羊肉炖萝卜　羊肉 400 克,白萝卜 50 克,蒜苗 15 克,生姜 1 小块,羊肉洗净切块,白萝卜洗净切块,生姜洗净拍松,蒜苗洗净切段。往锅里放油,烧热,放入姜、大料、桂皮、豆瓣酱、羊肉爆炒出香味,注入高汤,用中火烧。然后加入白萝卜、盐、味精、胡椒粉烧透至入味,放入蒜苗即可。具有补肾壮阳、补虚温中等作用,胃寒者适合经常食用。

（三）起居调养

1. 生活要有规律,注意适度保暖,尤其是上腹部,必要时用艾绒加棉絮,做个肚兜以保暖,亦有一定的止痛消胀作用。

2. 保持大便通畅。因胃肠同是消化器官,如大便秘结,往往会加重胃部的胀痛,从而影响胃的消化功能。保持通畅的办法是养成定时大便的习惯,亦可用蜂蜜 20 毫升,以温开水一小杯调匀,空腹服,连服 1 周,此法为润肠通便法,同时还能保护胃黏膜。

(四)药膳调养

1. 山药猪肉粥　山药 50 克,猪里脊肉 60 克,粳米 100 克。粳米洗净,山药去皮切成片,将里脊肉切成小丁,炒至五成熟加入适量水、山药片一同煮成稀粥,粥成时加入精盐、川椒粉,再煮一二沸即成。适用于脾胃气虚而表现为饮食减少、纳食不香者。

2. 莲子粥　莲子 50 克,糯米 50 克,红糖 1 匙。莲子用开水泡胀,削皮去心,倒入锅内,加水,小火先煮半小时备用。再将糯米洗净倒入锅内,加水,武火煮 10 分钟后倒入莲肉及汤,加糖,改用小火炖半小时即可。适合于胃寒怕冷、遇冷则泻、睡眠不佳的患者。

3. 沙参蛋汤　北沙参 30 克,红皮鸡蛋 2 个,冰糖适量。将沙参切小块,鸡蛋洗净,加水适量,共煮,水沸 10 分钟后取蛋去壳,放汤中再煮并加冰糖,5 分钟后即成。取汤温热,食蛋。每日 1 次,连用 1 个月。滋阴润燥,生津凉血,是慢性萎缩性胃炎患者的常用食疗佳品。

(五)运动调养

1. 散步　"饭后百步走,活到九十九"这是众所周知的谚语,说明饭后散步,有助于脾胃的消化吸收。但现在又有人提出"饭后不要走"的说法,其理由是饭后走路,能使血液分布到四肢,故有损于胃的消化。其实,这是混淆了走和散步的概念。何谓散步? 散步是行走很慢且悠闲自然,其走的速度如天上的白云,又如小溪的水流,若如此散步,肯定有助于胃肠功能的发挥,所以唐代孙思邈的养生《枕上诀》中有"食饱行百步,常以手摩腹"的诗句,这句诗说明饭后散步,同时还须用手按摩上腹部。这是非常有效的健身法,但有胃下垂者饭后不宜散步。

2. 八段锦(调理脾胃须单举)　八段锦是传统的运动锻炼法,其中两手交替单举,可助调整胃肠功能。练习时,立正,两目平视前方,舌尖轻抵上颚,呼吸均匀,全身肌肉放松,两臂自然下垂于身体两侧,两手自然伸直,两足站立与肩同宽,足趾用力扒地,足跟足心微微上提,思想集中。然后左手翻掌从左侧上举,五指并拢,左臂用力向上,掌心向天,指尖向右;同时右掌心向下,用力下按,指尖向前。而后左手从身侧落下时,右手臂如同左手臂相同的动作,如此动作,每回 16 次,可于食后锻炼。

(六)按摩调养

1. 按摩腹部　每于饭后半小时左右,或坐或平卧均可。先两手搓热,用一手掌心面按于上腹部,相当于胃的部位,另一手按于该手背部,轻轻旋转摩动,以 15 分钟左右即可。该法有改善胃部的血液循环和加快胃蠕动的作用,能改善胃的消化功能,食后常有胀满者最宜。

2. 按摩足三里　足三里穴位于小腿前外侧,膝关节凹陷下 3 寸,距胫骨前缘一横指(中指)处,为足阳明胃经的穴位,历来被视强壮穴、长寿穴,有健脾和胃的作用。故按摩后能助消化、止疼痛,亦能治大便泄泻等。按摩时首先摸准穴位,有酸胀感为度。以示或中指的螺纹面对准穴位后,用旋转的揉法,缓缓按摩,左右均可,每次按摩 10 分钟左右。

(七)药茶调养

1. 三花茶　绿梅花、玫瑰花各 5 克,代代花 3 克。以上 3 味共泡汤代茶。最好用保温杯,加盖 10 分钟后,即可饮用,有理气和胃之功,适用于胃病有微痛、以胀为主者。可以常服,直至胀痛消失为止。

2. 苏梗橘皮茶　紫苏梗 6 克,橘皮 5 克。共切成丝,若研成粗末更佳。泡汤时用纱布制成袋装茶最理想,便于饮用。此茶适应证同上,兼有嗳气和泛恶者,用法同上。

3. 姜枣汤　红枣 10 枚,老生姜 6 克切成细丝。与沸水冲入,盖严杯盖,隔 15 ~ 20 分钟冲茶服用,吃枣喝汤,老姜吃下亦可。适应于虚寒胃疼、胃中泛酸,呕吐泛恶者。

4. 桂圆石斛茶　桂圆 5 ~ 10 个,石斛 10 克,白糖少许。桂圆去壳,同石斛一起放锅中,加水,加白糖,小火烧沸一刻钟即可,不可久煮。不断冲开水饮用,具有补脾健胃、补心益智、除烦热的功能。胃热重见舌苔黄者,可加入洗净的竹菇 6 克同煮。

(八)方药调养

1. 汤药

(1)泻心汤　黄芩 9 克,黄连 3 克,大黄 9 克(后下),水煎服,每日 1 剂。本方出自张仲景的《金匮要略》,主要治疗胃脘部灼热疼痛,烦怒、口干苦、牙龈肿痛,目赤口疮、热毒炽盛者。

(2)理中丸　人参 15 克,干姜 15 克,白术 15 克,炙甘草 15 克,水煎服,每日 1 剂。本方出自张仲景的《伤寒论》,主治脾胃虚寒,胃疼隐隐,喜温喜按,泛吐清水,手足不温,大便溏薄,舌淡脉虚弱。常用于急慢性胃肠炎、胃及十二指肠溃疡、胃痉挛、胃下垂、胃扩张、慢性结肠炎等属脾胃虚寒者。

2. 中成药调养

(1)良附丸　每次 6 ~ 10 克,每日 3 次,用温开水送服。用于胃痛属寒者,症见痛时喜按、得热饮则缓解者。

(2)香砂六君丸　每次服 6 ~ 10 克,每日 3 次,饭前 1 小时服,用温开水送服,可连服 15 ~ 30 日,多亦无妨。用于胃病恢复期,胃部仍有轻度胀满,疲劳后加重者或食欲不旺者。

(3)保和丸(或保和口服液)　每次服 10 克,每日 3 次,饭后服,服至有饥饿感、食后不胀为止。若为口服液,每次 1~2 支,其服法同保和丸。主治胃病消化不良,如无饥饿感或食后常有饱胀不适者。

(4)三九胃泰颗粒　1 次 1 袋,1 日 2 次。清热燥湿,行气活血,柔肝止痛。用于湿热内蕴、气滞血瘀所致的胃痛,症见脘腹隐痛、饱胀反酸、恶心呕吐、嘈杂纳减等症状者。

十一、便秘

便秘是一种症状,不是独立的疾病,一般指排便时间延长,超过 2 日以上且排便困难者。中医也称为"便秘",在《伤寒论》中有"阳结""阴结"及"脾约"的名称。便秘对健康不利,长期便秘者,易患痔疮和直肠癌。便秘是一局部症状,病因多由于饮食失节、劳倦过度、情志失调、老年体虚等导致大肠功能失常所致。故宜采取不同的方法进行调养。

(一)情志调养

便秘患者,平时情绪要放松,切忌焦急、思虑。中医学认为思虑伤脾,思则气结。中医所说的脾,它包括消化系统的肠功能,所谓气结,是指肠功能的紊乱,有大便干结如栗者与情绪焦急有很大的关系。所以,一定要保持良好的情绪。不良的情绪如紧张、焦虑、压抑等,都会导致胃肠道生理功能紊乱,最终引起肠道内生态环境失衡。因此要保持良好的情绪,开心面对生活,积极进行治疗。

(二)饮食调养

1.宜多吃粗纤维的蔬菜和水果　粗纤维蔬菜如青菜、大白菜、芹菜、豌豆苗、红薯、竹笋、冬瓜、苋菜、茼蒿、菠菜之类。水果如梨、香蕉、苹果、猕猴桃等。

2.忌食辛辣刺激及油炸食物　因这些食物性偏热,如辣椒、豆瓣酱、螃蟹、虾、腰果、胡椒、芥末、爆米花容易上火伤津,使大便更加干燥,严重的还会引起肛裂出血。多食富含 B 族维生素及润肠的食物,忌酒、烟、浓茶、辣椒、咖啡等食品。

3.食疗方

(1)鲜土豆汁　鲜土豆 300 克,去皮切碎,用干净的纱布包好挤汁。饭前服用 1~2 汤匙,每日 2~3 次,适用于习惯性便秘者。

(2)香蕉粥　大米 50~100 克,香蕉 200 克,蜂蜜适量。大米洗净,放砂锅内煮粥,将香蕉去除外皮切成小段状,放入粥中,并放入蜂蜜,共同煮成粥,待凉后,空腹食用,可清热润肠通便。

(3)菠菜芝麻粥　粳米 100 克,菠菜 200 克,芝麻 50 克。先将粳米洗净放入锅中,煮至米开花时放入菠菜,再煮沸后放入芝麻、盐、味精,空腹时服用。能润燥通便,养血止血,适用于老年性便秘、痔疮等。

(4)五仁粳米粥　芝麻、松子仁、柏子仁、胡桃仁、甜杏仁等各 10 克碾碎,与粳米 100 克加水煮粥。服用时加少许白糖,每日早晚服用。适用于中老年人气血两虚引起的习惯性便秘。

（5）白薯粥　白薯300克，小米100克煮粥，熟后加入白糖，每日早晚服用。适用于老年人及产后妇女肠燥便秘伴疲乏无力者。

（三）起居调养

1. 早睡早起　晨起随着由平卧转为起立，会发生直立反射，易出现便意，宜在结肠高动力期（早晨起床后或早餐后）排便。《黄帝内经》中说："起居有常，不妄劳作。"良好的生活习惯有助于保持消化系统功能的平衡、协调，有利于胃肠正常的蠕动，是保持大便顺畅的基本条件，在日常生活中，若能保持规律的生活起居，坚持适当的运动锻炼，不久坐久卧。重视日常饮食的调养，养成定时排便的习惯，对纠正便秘，促使便秘患者顺利康复大有帮助。

2. 有便意就排　不论在工作还是学习，或者乘车船、坐飞机、看电影，有便意时就应抽空去厕所，不要忍着不解，让大便返回乙状结肠，久之形成便秘。养成定时大便的习惯，已经患了便秘，亦要每日晨起坐于便桶上，排除杂念，以意念"我要大便"，如坐5~10分钟，无大便，亦不必多坐，明晨再如法。如此就能形成一个条件反射，到时便能排大便。

3. 多饮水　早晨起床漱口后，喝1杯淡盐水，约250毫升，慢慢喝下。晚上再喝1杯蜂蜜汤，用20毫升蜂蜜调于200毫升温开水内，1次服完，亦宜空腹饮用。多饮酸奶，补充肠道的有益菌，改善菌群失调，促进肠动力。若能够坚持，一般即可解除便秘之苦。

（四）运动调养

便秘没有针对性的运动调养方法，可以选择适宜自己的运动项目进行锻炼，并长期坚持。习惯性便秘、老年性便秘在临床中较为常见，绝大多数为脑力劳动者，他们没有运动锻炼的时间或经常运动的习惯，要鼓励与引导他们。适宜便秘者运动锻炼的方法较多，以健身性和放松性项目为好，简单易行的有跑步、跳绳、打太极拳、做广播操、做仰卧起坐及练八段锦、练五禽戏等。锻炼时要做到姿势正确，呼吸柔和，力戒急躁，要掌握好运动量。便秘患者可根据自己的体力情况安排时间，通常每日锻炼1~2次，每次10~30分钟，可选择在早晨、下午4~5时进行，若能坚持在每次大便前进行运动锻炼，效果更好。

（五）按摩调养

两手掌上下重叠放于腹部，沿脐周顺时针按摩100圈，手法轻重适中，以舒适为度。每日1次，具有增加蠕动、促进排便的作用。

（六）药膳调养

1.柏子仁粥　柏子仁 15 克,蜂蜜 20 克,粳米 100 克。柏子仁去皮壳,捣烂后与淘洗干净的粳米一同入锅,加水烧沸后,用小火熬成粥,熟后调入蜂蜜即可,能养血安神、润肠通便。

2.丝瓜麻油汤　丝瓜 300 克,麻油、姜、大葱、盐、鸡精各适量。丝瓜去皮洗净,切成薄片,姜切片,葱切段。将丝瓜片、姜片与葱段一同放入锅内,加水用武火煮熟,将熟时,再加盐、鸡精、麻油略煮即可。能清热解毒、润肠通便。

（七）药茶调养

1.番泻叶茶　番泻叶 5 克,用沸水泡汤代茶,分 1~2 次服下。不能过量,服后可能有恶心、呕吐或有腹痛等不良反应。番泻叶通下作用很快,其泻下作用是"治标不治本"的措施,故不能久用。适用大便秘结数日不通,腹胀痛者宜暂用之。

2.决明子茶　决明子(炒成黄焦)每次用 12 克,用沸水泡汤代茶。决明子为缓泻药,有降脂、降压、明目、润肠等功效,对有便秘、高血压、高胆固醇者最为适宜,可以适当久服。

3.黄芪蜜茶　黄芪 15 克,蜂蜜 30 克。将黄芪放入砂锅,加清水 500 毫升,煎至水剩 300 毫升,去渣取汁,加入蜂蜜,和匀,煮 1~2 沸,代茶饮,用于体虚便秘者。

（八）方药调养

1.汤药

(1)柔肝润肠煎　生白芍 20 克,炙甘草、郁李仁(打)、炙紫菀各 10 克。上药加水 500 毫升,煎 2 次,将 2 次药液合并,分 2 次饭前服。可柔肝解痉、润肠通下,适用于大便干结如栗者,连服 1 周,大便无栗状后,再继服 1 周以巩固疗效。

(2)健脾补气汤　生白术 60 克(最多可用至 120 克),太子参 15 克,炙黄芪 20 克,陈皮 10 克。煎服法同上。可健脾补气、润下通便,适用于便秘,症见大便质软形细,虽努责亦不能下,若劳累后便秘更甚者。一般连服 7~10 剂后,大便形粗质坚时即能顺利通下。

(3)当归苁蓉煎　当归、火麻仁各 10 克,肉苁蓉 15 克。上药加水 500 毫升,煎煮 30 分钟,取汁后添 500 毫升水如上煎,将 2 次煎液混合,服时再加蜂蜜 10 克,调匀,空腹服,每日 2 次。可养血润燥、温通润下,适用于津血不足、肠道失润之便秘,可以连服 5~10 剂。

2. 中成药

(1)麻仁丸　出自张仲景《伤寒论》是治疗胃肠燥热、脾约证润下法的代表方,临床适用于大便干结,小便频数,腹部胀痛,口干口臭,舌红苔黄。每次服 30 丸,空腹,温开水送下,可润肠通下。一般每日 2 次,服 3～4 日。若停药后,大便复闭不通者停服。

(2)黄连上清丸　每次服 10 克,温开水送下,每日 3 次,空腹服下。可清肺胃之热,适用于便秘更见鼻燥口干或口苦属于实证者。

(3)当归龙荟丸　每次服 10 克,服法同上。可清肝泻火、润下通便,适用于肝火偏旺,便秘更见面红目赤、口苦易怒者。

十二、失眠症

失眠症是指睡眠的时间和质量不能达到正常睡眠时间,从而出现疲乏、注意力不集中、情绪不佳等不适感觉。可分为 3 种形式,即入睡困难、凌晨早醒和睡眠时间缩短。根据《中国精神障碍分类与诊断标准》要求,失眠每周至少发生 3 次以上并持续 1 个月或更长的时间,又并非脑器质性疾病、躯体疾病或精神病症状的一部分时方可诊断为失眠症。属于中医"不寐""不得眠""目不瞑"范畴。

(一)起居调养

1.良好的居住环境　优雅宁静、视线柔和、温度适中的环境,对于息梦安眠非常重要。卧室窗口应避免朝向街道闹市或增加隔音设施。在有灯光下入睡,易使睡眠不安稳,浅睡增多。窗帘以冷色为佳,且卧室要保证温度、湿度相对稳定,室温一般以 20 ℃为佳,湿度以 60% 左右为宜,还要空气流通,保证氧气充足。

2.头寒足热利于眠　即手足暖和,头冷些反而有助于睡眠。头冷可使脑血流减少,因而有利于睡眠。如冬天手足露于被外,而室内温度又过低,手足温度还不到 29 ℃,人就很难入睡。睡前用温热水泡脚就有利睡眠。

3.生活规律化　要使生活起居有一定规律,养成定时入寝与定时起床的习惯,从而建立自己的生物钟。即使偶尔因必要而晚睡,早晨仍应按时起床。最好不要补充睡眠时间,以防打乱自己的睡眠习惯。早上醒后不恋床。

4.和谐的房事　对失眠有促进作用。当一个人处于性欲旺盛时期而又长时间得不到性欲发泄之时,神经系统便处于高度的亢奋状态,焦虑不安,烦躁,于是失眠接踵而至。

5.老年睡眠有特殊　不易入睡、睡眠过浅、容易惊醒、醒后不再睡、清晨早醒,而白天却昏昏沉沉,总打瞌睡,几乎是老年人共同烦恼。不少老人经常使用催眠药,但效果越来越差。美国斯坦福大学佛里德曼教授对老年人睡眠问题提出了一个全新观点:老年人不要把觉少、失眠当成负担。晚睡、早起、减少在床上时间,转变安睡时间长才算养生的观念。老年人夜睡 5 小时即可满足要求,中午再睡 1 小时左右,晚上可睡得更迟些。长时间卧床,苦苦追求延长睡眠时间,会加重焦虑反应,形成恶性循环,加重失眠。其实大多数老年人无须药物治疗,可通过其起居规律调节。①每天有固定的运动时间,睡前做 2~4 小时轻微体力劳动,对睡眠有利。②调整好自己的睡眠时间,按时起居。③每天下午暴露在自然光线中一段时间,欣赏一下大自然景色。④晚餐勿饮酒、喝浓茶,喝杯热牛奶有助于睡眠。⑤应戒烟。⑥最好每晚睡前做同样的事情如看电视后写书法、看书、洗澡或洗脚,然后上床。⑦睡前回忆一些愉快的往事,心情愉悦地入睡。

(二)饮食调养

1. 合理的饮食结构对大脑是必需的　足够的营养是维持正常大脑活动的基础。一般来说,除了主食外,只要我们注意摄入适量的鸡蛋、瘦肉、土豆、猪脑、新鲜蔬菜及水果等,就可满足脑的正常需要。再者,失眠患者还应多吃些具有养血安神、镇静催眠作用的食物,如百合、莲子、桑椹、大枣、小麦、芝麻、核桃、龙眼、猪心、牛奶、苹果等。现代研究证明,这些食物含有丰富的维生素,有助于调节神经细胞功能,可以帮助睡眠。

2. 胃不和则卧不安　晚饭吃得太晚或吃得过饱,影响脾胃气机的升降,扰乱心神,影响睡眠。相反,现代许多年轻女性为了减肥干脆断食,什么都不吃,大脑营养失衡,同样会失眠。

3. 不要靠喝酒来维持正常睡眠　一般认为,喝酒能助眠。睡前小酌确实可以松弛人的紧张状态,但饮酒过量常让睡眠一直停留在浅睡期,难以进入深睡期,所以即使睡眠时间超过 8 小时,早上醒来依旧精神不佳,甚至愈睡愈累。喝酒量以感觉手脚暖和为宜。

4. 尽量少用或不用影响睡眠的食物　①胀气食物:如豆类、洋葱、青椒、茄子、土豆、香蕉、面包及柑橘类水果;②辣咸食物:如辣椒、大蒜及生洋葱等;③过于油腻的食物,把一天最丰盛的一餐安排在早上或中午,晚饭应清淡一些。

(三)情志调养

1. 克服引起失眠的心理。①害怕心理:越怕失眠,越想入睡,脑细胞就越兴奋,故更加难入睡。②自责心理:自责,脑子里就重演过失事件,久久难眠。③期待心理:期待,使脑子处于一种兴奋状态,故难入睡。④冲突心理:遇事不断,瞻前顾后,左思右想,即焦虑兴奋。⑤"梦有害"心理:误认为有梦就是失眠,其实梦本身对身体并无害处,有害的是"做梦有害"心理,使自己产生心理负担。

2. 牢记"难得糊涂",保持乐观、知足常乐的良好心态。对社会竞争、个人得失有自己充分的理解和认识,加强对环境的适应能力,不要怨天尤人,人际交往中要常常换位思考,心胸开阔,无忧无虑,晚间安然入睡。

3. 失眠患者为了尽快入睡而焦虑万分,但是越焦虑越难以入睡,其为了睡眠而做出的种种努力,常产生完全相反的效果,患者要明白这一点,应服从于睡眠这个自然过程,而不要强迫自己赶快入睡。应采取能睡多少就睡多少的态度,人只要没有其他精神障碍,就会由于睡眠的本能,保证每天睡足六七个小时。如果不去考虑睡不着的问题,就会较快、较顺利地入睡。

(四)运动调养

1. 睡眠的前提是全身放松,是精神上、心理上、身体上的全面放松。晚饭后或睡前到街上散步、小跑步、遛狗、打拳、扭秧歌、跳广场舞等,这些活动一是锻炼身体,二是娱乐身心,三是和社会交往,长期坚持,对睡眠有利。选择锻炼的时间以下午 4~5 点或晚间 9 点以前为宜。锻炼后若能再用温水泡脚并按摩,对防治失眠颇有功效。

2. 尽管患者失眠,早上仍应按时起床。即便白天疲劳无力,无精打采,甚至瞌睡难忍,仍需强制提高精神,从事一切正常的日常活动。切记早晨不要睡懒觉,一定要坚持晨练活动,坚持几周或几个月后,睡觉一定会得到改善。

(五)按摩调养

1. 点压穴位　用两手拇指的指面,分别按压两侧小腿的三阴交穴,后用中指按压两侧足三里穴,继之再用两手拇指着于小腿内侧的阴陵泉穴,余指在小腿外侧阳陵泉穴,自上而下推移至三阴交穴和绝骨穴,推移 40~50 次。

2. 推擦腰肾　将两手掌面相对搓热,用两手掌根及掌面贴附在腰的两侧,自肾俞穴至大肠俞穴进行往返上下推摩,待腰部有温热感为宜。

3. 按压神门　用一手拇指按压对侧手腕的神门穴,待按压到穴位周围有明显的酸胀感时,再持续按压 30 秒,然后更换对侧。

4. 旋摩全腹　仰卧于床,用左右手掌面置于上、下腹部,然后两手交替做顺时针环形揉动,动作宜柔和缓慢,用力更要均匀协调,旋摩 50~60 次。

5. 分抹眼睑　微闭两眼,双手示指从眼睑的内侧向外侧分抹,待抹至双目有干涩感时或出现困意为止。

(六)药膳调养

1. 龙眼莲子粥　龙眼肉 15 克,莲子(去心)12 克,芡实 10 克,茯神 10 克。洗净共煎复入粳米适量,早晚各 1 次,可补脾养心神,用于心脾两虚所致的心悸、自汗、失眠等症。

2. 百合大枣粥　取百合 25 克,大枣 15 枚,大米 50 克,三物合煮成粥服用,具有清热、养阴、补血功效,适用于心悸、心烦的失眠者。

3. 咸鸭蛋牡蛎粥　取咸鸭蛋 2 个,牡蛎 100 克,粳米 150 克。将咸鸭蛋去壳,与淘净的粳米、牡蛎一同入锅,加水 1 500 毫升,用旺火烧开后转用小火熬煮成粥,日服 1 剂,分数次食用。具有溢阴养血、降火宁心的功效,对各类失眠有效。

(七)茶饮调养

1. 桂圆茶　取桂圆 5~10 枚,将其放在碗中,隔水蒸熟,再用沸水冲泡,代茶频饮。适用于失眠健忘者。

2.莲心茶 取莲心 3 克,放入茶杯中,沸水冲泡,加盖焖 5~10 分钟,代茶饮服。适用于失眠、遗精者。

3.莲心枣仁茶 取莲心 5 克,酸枣仁 10 克放入茶杯中,沸水冲泡,加盖焖 10 分钟,晚饭后代茶饮。用于心火亢盛型失眠者。

4.豆麦茶 取黑豆 30 克,浮小麦 30 克,莲子 7 个,大枣 10 克。将其放入砂锅中,加水煎汤,去渣取汁,代茶饮。适用于虚烦不眠、夜寐盗汗、神疲乏力、记忆力减退者等。

(八)方药调养

1.汤药

(1)温胆汤加减 清半夏 12 克,陈皮 15 克,茯苓 15 克,炒枳实 10 克,竹茹 10 克,炒酸枣仁 30 克,熟地黄 15 克,远志 15 克,甘草 6 克。水煎服,每日 1 剂。主治失眠伴有头晕目眩、恐惧不安。

(2)交泰丸加味 黄连 10 克,肉桂 5 克,首乌藤、生龙骨、生牡蛎各 30 克。水煎服,每日 1 剂。主治失眠伴头晕耳鸣、腰膝酸软、遗精早泄。

(3)天王补心丹加减 生地黄、炒酸枣仁、柏子仁各 30 克,丹参、当归各 15 克,茯苓、玄参各 12 克,党参、远志、五味子、天冬、麦冬各 10 克。水煎服,每日 1 剂。主治失眠伴心悸而烦、潮热盗汗、手足心热、口干咽燥。

2.中成药

(1)朱砂安神丸 主治心胸烦热,夜不能眠,面赤口渴,心悸不安。

(2)归脾丸 主治失眠多梦,眩晕面黄,神疲乏力,食欲不振。

(3)复方五味子糖浆 主治失眠健忘,头晕耳鸣。

(4)九味镇心颗粒 主治失眠焦虑,心情急躁,坐卧不安,心慌自汗。

十三、抑郁症

抑郁症是由各种原因引起的以心境低落、思维迟缓、认知功能损害、意志活动减退和躯体症状为主要表现的情感性精神障碍,其发生与生物遗传因素、环境因素、社会心理因素等密切相关。临床以显著而持久的"心境低落"体验为主要特征,这种低落的心境与其处境不相称,可以从愁眉苦脸、唉声叹气到悲痛欲绝,甚或出现悲观厌世和自杀的企图及行为,可伴有明显的焦虑或运动性激越,严重者可出现幻觉、妄想等精神病性症状。属于中医"虚劳病""癫病""郁证"的范畴。

(一)情志调养

1. 正确认识和对待抑郁症　首先要认识到抑郁症也是一种病,目前有许多治疗抑郁症的药物和缓解抑郁症的心理治疗方法,临床上确实行之有效,并非像人们常说的不能根治、遗患终生等,对治疗要有信心。

2. 努力克服"完美主义"　学会处事"难得糊涂"。抑郁症患者最容易出现两类性格特征,一是存在完美主义心理,二是不善与人交流。精神愉快的人,心胸坦荡,无忧无虑,吃得下,睡得着,情绪当然会相对好一些。试想,如果一个人在单位里与领导或同事总是闹别扭,关系十分紧张,在这种情况下,精神怎么能愉快呢? 回到家里,看啥都不顺眼,又引起一系列的不愉快。怎样才能使人们的心情愉快一些呢? 关键是要克服完美主义。完美主义者常把事情考虑的太理想化,一切事物的发展都要按照自己想象的秩序来处理,但周围环境的变化并不都按自己的意志而转移,事情发展的结果有可能千奇百怪,人必须适应环境,所以胸怀要很宽广一些,在一些事情上,要学习郑板桥的处世名言——"难得糊涂",在一些个人小事上就要多让人,装糊涂,不要斤斤计较,耿耿于怀,以免使自己陷于精神抑郁状态。当然,这类话说起来容易,在实际生活中真正做到并不那么容易,这就要在实际生活中加强锻炼和修养,但凡一个人遇事能推己及人就容易与他人相处。同时,在人际交往中要加强自己对环境的适应能力,不要怨天尤人。社会上有各种各样的人,不要认为别人总想占你的便宜或者妒恨你,在交往中要常常换位思考,假如你处在对方的位置又将如何? 这样一来,许多不愉快的事情都可以避免。也不要老是埋怨目前的环境不好,不要认为周围的人都很难相处,其实任何一个地方都会有类似的现象,只要能做到上述几点,你的心情就会开阔,在这样的心境中,情绪自然会愉快。

3. 中医心理疗法　中医学历来重视调养情志在维护健康、治疗疾病中的重要性,把"治神"放在防治疾病的首位。常用的方法有以下几种。①情志相胜法:其原理是应用七情与五脏的关系和五脏相生相克的关系来进行心理治疗,如喜能胜忧。②劝说开导法:对患者进行启发诱导,改变其扭曲的认识。③顺情从欲法:对那些情志不遂、欲望不深的患者,想法满足其合理的可以达到的愿望或要求。值得注意的是,尽管中医文献中关于心理疗法的内容很丰富,但基本上都是比较简陋和朴素的,单独用于调治抑郁症效果非常有限,一定要与其他药物(如抗抑郁药物)治疗等相结合方能相得益彰。

(二)运动调养

每周至少进行3次有氧运动,如快步行走、慢跑、跳绳或跳健身操、打球、跳广场舞等,但要选择自己喜欢的运动,如果你喜欢游泳,就可以经常去游泳,而不是逼着自己去慢跑。并且要循序渐进,不要幻想从来没有运动习惯的你一下子就能接受高强度的运动量,这只会打击你的士气,甚至是肌肉受伤。刚开始的第一周可以仅仅运动3天,每天就短短的几分钟到10分钟就够了,第二或第三周渐加运动量,慢慢增加到每次运动15分钟或半小时,每周运动4天。尽量分开时段锻炼,譬如对于45分钟的慢跑,要分3次,每次15分钟,比一次跑完45分钟的效果要好。

在日常生活中养成锻炼身体的习惯。除了上述的健身计划外,我们可以在日常生活中多活动自己的身体,如回家的时候不乘电梯而改爬楼梯、上班的时候把车停远一点能让自己多走一段路程、看电视不用遥控器、迫使自己换台时都要亲自走到电视机前。久而久之,这些天天积累下来的运动,也能使自己的抑郁情绪得到改善。

(三)药膳调养

1. 人参杜仲炖鸡肉　人参10克,杜仲30克,桂皮10克,黑胡椒5克,老母鸡半只,各种调料适量。将食材与老母鸡一并放入汤锅内,加清水和葱、姜、精盐、料酒等,慢火炖1小时以上,以鸡肉熟烂为度。当菜或点心食用。对抑郁症之疲乏无力、食欲下降、性欲减退具有一定的改善作用。

2. 百合莲子大枣羹　百合30克,莲子30克,大枣30克,淀粉、冰糖各适量。百合、莲子、大枣洗净掰开去核,加入冰糖和水入锅煮熟,加入淀粉成羹食用。对抑郁症的失眠、心烦等症状具有一定的改善作用。

3. 小麦红枣粥　小麦100克,粳米100克,大枣20枚,龙眼肉30克,白糖适量。先将小麦淘洗干净浸胀,粳米、大枣洗净,龙眼肉切成细丁,一同放入锅内,共煮成粥,粥成加入白糖。每日分2次食用。用于抑郁症患者心血不足,惊悸不安,烦热失眠,悲伤欲哭等症。

4. 当归生姜羊肉汤　羊肉300克,生姜20克,当归20克,胡椒5克,桂皮 10 克,食盐、花椒粉各适量。先将羊肉洗净切成块煮熟,当归、桂皮洗净用纱布包好,放入砂锅中,再放入羊肉、羊肉汤、生姜、胡椒,文火炖 2 小时后,取出纱布包,加入花椒粉、食盐调味即可食用。辅助治疗抑郁症之性功能减退或月经不调。

(四)茶饮调养

1.麦冬玉竹决明茶　麦冬 30 克,玉竹 30 克,决明子 10 克,蜂蜜适量。将决明子在锅内炒黄后捣碎,麦冬、玉竹加水浓煎,冲泡杯中的决明子和蜂蜜,加盖静置 10 分钟后,频频饮用。对抑郁症及抗抑郁药所致的口干、便秘等症状具有一定的改善作用。

2.麦芽山楂饮　炒麦芽 10 克,炒山楂 15 克,红糖适量。取炒麦芽、炒山楂加水 2 碗煎煮 30 分钟取汁,加入红糖调味即可,饭前、饭后均可饮用。可改善抑郁症患者的食欲,增强消化功能。

(五)方药调养

1.逍遥散　柴胡 9 克,当归 10 克,白芍 10 克,白术 10 克,茯苓 10 克,甘草 6 克,生姜 3 片,薄荷 3 克。取上药加水 500 毫升同煎,武火煮沸,文火续煎 20 分钟,药汁 1 次服完,每剂煎服 2 次,每日 1 剂。对发作与月经周期有关的抑郁症或躯体各种疼痛不适而实验室检查无阳性发现的抑郁症都有较好的效果。

2.开心散　人参 6 克,茯苓 15 克,菖蒲 15 克,远志 15 克。可益气补虚,交通心肾。用于心肾不交所致的神志不安,症见情绪低落、紧张害怕、健忘、言行异常、遗精等。

3.酸枣仁汤　酸枣仁 15 克,茯苓 15 克,知母 10 克,川芎 6 克,甘草 6 克。临床常用本方合用百合地黄汤、甘麦大枣汤治疗阴血亏虚所致的各种抑郁伴有焦虑症状者,效果非常理想,尤其对改善入眠困难、焦虑、心烦等症状有较好治疗。

第二章　骨科常见病调养

一、颈椎病

颈椎病是由于颈椎生理曲度的改变,椎间盘、关节等组织的退行性变化,刺激或压迫了颈神经根、脊髓、椎动脉和颈部的交感神经而出现的一种症状复杂的综合症候群,称为颈椎综合征,由于病变组织和部位的不同,综合征的内容大不相同。因此颈椎病的症状是多种多样的,这就给我们的诊断带来了困难,许多颈椎病患者因被误诊而长期得不到有效治疗。中医认为颈椎病属"痹证""痿证""头痛""眩晕"等范畴。

(一)情志调养

长期压抑感情、多愁善感的人易患神经衰弱,神经衰弱会影响骨关节及肌肉休息,长此以往,颈肩部容易疼痛,加重颈椎病症状。颈椎病是慢性病,使患者产生较大的心理压力和各种形式的心理障碍,也给家庭和社会带来严重的经济负担,是影响人们健康的重要因素之一。所以,颈椎病患者要经常保持乐观向上的好心情。以往治疗颈椎病的方法主要是牵引治疗、手法治疗、物理因子治疗、药物治疗及手术治疗等,而对于颈椎病所伴发的心理障碍,以及由此所引起的对康复疗效的影响则较少为人们认识和重视。

(二)饮食调养

1. 饮食的调理应遵循的原则:合理搭配,不可单一偏食,应以富含钙、蛋白质、B族维生素、维生素 C 和维生素 E 的饮食为主。应戒烟、酒。颈椎病以中老年为多,饮食宜清淡、易消化,忌油腻厚味、辛辣刺激性食物。

2. 颈椎病饮食疗法应立足于本,补肾益肝,兼顾理气养血,祛风抗邪,长服枸杞子、菊花能平肝明目,芝麻、桂圆能滋阴补肾。视力模糊、流泪者,宜多食含钙、硒、锌类食物,如豆制品、动物肝、蛋、鱼、蘑菇、芦笋、胡萝卜。伴高血压者,多吃新鲜蔬菜和水果,如豆芽、海带、木耳、大蒜、芹菜、地瓜、冬瓜、绿豆。

(三)起居调养

1. 合适的床铺　枕头和床也是颈椎的亲密伴侣,枕头过高或者过低、床垫过于柔软都会连累颈椎。枕头宽度应达肩部,中间低、两端高的元宝形的保健枕头对颈椎有很好的支撑作用,可以让颈椎得到很好的休息;对于颈椎不好的人来说,木板床、棕绷床是上选,而那种很柔软的床不利于颈椎。

2. 良好的生活习惯　要保持良好的生活习惯,选择合适的工作和学习姿势,特别是长期从事文案工作的人员,要尽可能多动少静,多走少坐,伏案工作 1 小时后应站起来活动活动四肢、颈椎,坚持锻炼。

3. 忌颈背受凉　中医学认为,背部位属阳中之阳,为督脉和足太阳膀胱经循行之处;脊柱为督脉之所在,总督一身之阳气;太阳经主一身之表,其分布背部之穴与五脏六腑密切相关。风寒之邪侵袭人体,太阳经首当其冲。若不注意背部保暖,风寒之邪极易通过背部侵入,而损伤阳气,甚至从表入里(透过体表入侵体内脏腑)而致病或使旧病复发、病情加重和恶化,对于有颈肩疼痛的患者而言,更是如此。

(四)运动及其他调养

1. 运动疗法的原则　因人而异,贵在坚持。如游泳、慢跑、徒步走、打太极拳、扩胸抬头(小燕飞)、倒行、手部锻炼(握力器)。运动锻炼在某种程度上要比药物治疗好,因颈椎是整个脊椎活动范围最大的部位,但在日常生活中却很少有机会得到充分的活动。而运动具有增强颈部肌肉力量,加强颈椎的稳定性,改善颈部血液循环,有利于组织充血水肿炎症的消退,能预防颈椎关节粘连和骨质疏松,还可矫正颈部不良姿势。

2. 颈椎操　即使身处人多的办公室,你也可以很好地保养颈椎,比如利用工作间休息练习一下颈椎操:端坐,全身不动,单头部运动,分别做低头、抬头、左转、右转、前伸、后缩;顺、逆时针环绕动作。每次坚持 5 分钟,动作要轻缓、柔和。

3. 做做户外运动　软骨组织的营养不是通过血液供给的,而是通过压力的变化来进行营养交换。如果缺乏活动的话,软骨就会遭遇营养不良,进而导致退化,增加户外活动是养护颈椎的方法之一,如游泳、打球、练瑜伽等。

4. 大鹏展翅法　看电视的时候,你可以学一学大鹏展翅:轻轻弯腰至90°,两个手臂模仿大鹏飞行一样伸展开,将头抬起来,越高越好,坚持 5 分钟。这个动作可以帮助你增加颈椎部肌肉的韧性。

5. 中药热敷　将小茴香些许、盐半斤一起炒热,装入布袋,放在颈背部热敷 30 分钟,每日 1 次。可改善颈背部血循环,缓解肌肉痉挛。注意别让温度太高或时间过久。

(五)姿势调整

1. 伏案工作者每隔 1 小时,要起身活动几分钟,做远视和仰头伸展活动。

工作台与坐椅的高度应协调,分别为 80 厘米与 45 厘米,工作台面倾斜 10°~30°。

2. 姿势训练:端坐位,将 3 千克左右的沙袋或其他物品置于头顶,尽可能保持头顶部直立和头顶重物的平衡,持续时间为 10~30 分钟,每日 1~2 次。半个月为一期,3~4 期即可达到恢复良好姿势的目的。

(六)药膳调养

1. 葛根赤小豆粥　葛根 15 克水煎去渣取汁,赤小豆 20 克,粳米 30 克共煮粥服食,适用于颈项僵硬者。

2. 枸杞牛肉粥　黄牛肉丁 50 克,糯米 100 克共煮粥,待粥将煮好时放入枸杞子 20 克,再共煮成粥加调味后服食,适用于颈项不利、下肢痿软者。

3. 紫菜决明子饮　紫菜 15 克,决明子 15 克,菊花适量共煮,频饮服,适用于颈椎病伴高血压、视力模糊者。

4. 伸筋草鲴鱼汤　当归 6 克,伸筋草 15 克,板栗适量,与鲴鱼 1 条共煮汤,食鱼饮汤。适用于颈椎病引起四肢麻木、足软无力者。

(七)方药调养

1. 汤药调养　川芎 10 克,桃仁 12 克,红花 12 克,秦艽 12 克,羌活 12 克,没药 18 克,五灵脂 18 克,香附 15 克,当归 20 克,地龙 12 克,葛根 20 克,甲珠 10 克,延胡索 15 克,甘草 5 克。可活血行气,通络止痛。

2. 中成药调养

(1)正天丸　饭后服用,1 次 6 克,每日 2~3 次,15 天为 1 个疗程。可疏风活血,养血平肝,通络止痛。用于外感风邪、瘀血阻络、血虚失养、肝阳上亢引起的偏头痛、紧张性头痛、神经性头痛、颈椎病型头痛、经前头痛。大便稀溏、胃部不适者慎服。

(2)仙灵骨葆胶囊　每次 3 粒,每日 2 次,4~6 周为 1 个疗程。温肾壮阳,接骨续筋,强身健骨。适应证:诸型颈椎病,尤其对肝肾不足见腰脊疼痛、足膝酸软、乏力型疗效好。

(3)壮骨关节丸　每次 6 克,每日 2 次。早晚饭后服用,补益肝肾,养血活血,舒筋活络,理气止痛。用于肝肾不足、血瘀气滞、脉络痹阻所致的骨性关节炎。适用于诸型颈椎病,尤其对肝肾不足型疗效好。

(4)颈痛灵液口服,每次 10~15 毫升,每日 2 次。滋补肝肾,益气养血,温通经脉,活络止痛。适应证:诸型颈椎病,尤其对肝肾不足型和气血亏虚型疗效好。此外,可用于骨质增生、风湿性关节炎,以及神经痛等症。

二、腰椎间盘突出症

腰椎间盘突出症又称腰椎纤维环破裂症,是中老年常见病之一。主要症状为腰痛和坐骨神经痛。腰痛多局限于下腰部、腰骶部。坐骨神经痛常为单侧,并沿患侧大腿后侧向下放射至小腿外、足跟或足背外侧;若椎间盘突出较大或位于椎管中央时,可为双侧疼痛。疼痛多为间歇性,病程长,其下肢放射部位感觉麻木。合并腰椎管狭窄者,常有间歇性跛行。中医属于"骨痹""腰痛"的范畴。

(一)情志调养

疼痛性疾病的患者易产生恐惧、焦虑、抑郁等情绪,而这些负面的情绪往往可以降低人们对于疼痛耐受的阈值,增加疾病引起疼痛的程度。而乐观的情绪、坚强的意志和耐力,则可以提高疼痛的阈值,增强对疼痛的耐受性。由于现代医学科技的发展,腰椎间盘突出症并非什么不治之症,通过保守治疗及手术治疗均可取得良好的临床疗效。患者要克服惧病心理及疑病心理,时刻保持一个良好的心态。

(二)饮食调养

适度吃一些补肾壮腰的食物,如狗肉、羊肉、猪肾、韭菜、虾、核桃等。不宜进食生冷饮食,可少量饮酒。多食用富含钙质的食物。钙是组成骨骼的主要成分,当我们的椎间盘发生病变以后,想要使它快速恢复,那么一定要从饮食中摄入足够的钙。生活中含钙量较高的食物有鱼、虾、牛奶等。

(三)起居调养

人们在日常生活、学习和工作中,需要各种不同的活动姿势,养成了各自的习惯,其正确与否对人体有着重要的影响。因此,要求我们注意平时的站姿、坐姿、劳动姿势及睡眠姿势等的合理性,纠正不良姿势和习惯。

1. 卧床要求卧硬床。睡姿一般以采取仰卧和侧卧位为宜。

2. 避免过多过度的弯腰及扭转腰椎,不可长时间进行坐位工作。治疗期间,决不能通宵打扑克、打麻将,不能长途开车等。急性发作期尽量卧床休息,疼痛期缓解后也要注意适当休息,不要过于劳累。

3. 避免负重,减少做弯腰又用力的动作(如拖地)。避免长距离行走。平时提重物时不要弯腰,应该先蹲下拿到重物,然后慢慢起身,尽量做到不弯腰。

4. 注意腰部及下肢保暖,不可贪凉,否则会诱发或加重症状。白天腰部戴一个腰围(护腰带),加强腰背部的保护,同时有利于腰椎病的恢复。

5.平时不要穿带跟的鞋,任何带跟的鞋都会加重骨盆前倾和腰椎前凸,加重腰痛。

(四)运动调养

1.腰部前屈、后伸运动　两足分开,与肩同宽,站稳,双手叉腰。然后稳健地做腰部充分前屈和后伸各4次。运动时要尽量使腰部肌肉放松。速度要慢,以能耐受为度。

2.腰部侧屈运动　两足分开,与肩同宽,直立,双手下垂伸直。腰部做左侧屈,左手顺左下肢外侧尽量向下,还原。然后用同样姿势做右侧屈,左右各4次。

3.单腿伸腰运动　取立正姿势。先以右腿为支撑点站稳,左腿伸直向后抬起,同时挺胸,还原。同法右侧伸腿抬起,左右各4次。后抬可至最大限度。动作转换越慢效果越佳。

4.腰部回旋运动　双足分开与肩同宽,双手叉腰,直立。腰部做顺时针及逆时针方向旋转各1次。然后由慢到快,幅度由小到大,顺逆交替回旋8次。或双手叉腰倒走。

(五)药膳调养

1.猪肾粥　猪肾2枚,糯米50克,葱白、五香粉、生姜、盐适量。将猪肾洗净,泡水半小时去腥味,切细。将米淘洗干净,放入锅内煮成粥。粥将熟时放入适量的葱白、五香粉、生姜、盐调味即可。早餐服用,可补肾,还可治老人肾气不足引起的腰膝酸软疼痛、步履维艰、耳聋等。粥中加50克杜仲更好。

2.枸杞羊肾粥　枸杞叶250克,羊肾1只,羊肉60克,葱白1 000克,细盐少许,糯米60 g。将新鲜羊肾洗净,泡水半小时去腥味,去筋膜,切细,再把羊肉洗净切碎。枸杞叶煎汁去渣,同羊肾、羊肉、葱白、糯米一起煮粥。粥成之后加少许盐,稍煮即可食用。益肾阴、补肾气、壮元阳,可治肾虚劳损、阳气衰败、腰肾疼痛、腿脚萎弱、头昏脑涨、听力减退或耳聋等。

(六)药酒调养

1.金毛狗脊18克,延胡索6克,地龙12克,桃仁9克,泡酒频服。适用于因闪挫伤等引起腰椎间盘突出症急性发作的腰痛。

2.杜仲15克,枸杞子12克,泡酒。适用于肾虚腰痛。

3.炒白术12克,炒杜仲12克,焙干,研成细末,以黄酒共调内服。适用于外伤引起的腰椎间盘突出症急性发作性疼痛。

(七)药物外治调养

熏洗方。乳香、没药、积雪草、秦艽、鸡血藤、干毛姜、续断、海桐皮各

9克,川乌、草乌、地鳖虫、羌活、独活各6克,川当归、防风各12克。上药共研粗末,以纱布包好,加适量水浸泡20分钟,再煎煮至沸30分钟,取出药袋,将药液盛于脸盆内,以药气熏蒸患部,待温度降至手可忍受时,以毛巾蘸药液洗腰背。洗时,以腰部正中、两侧及患侧臀部为重点,可结合揉、擦等手法,用力适中。每次洗20~30分钟,每日1次。洗完后,药汁不倒掉,将药袋仍放入,置于低温环境中,第2次洗时煮沸后即可。每剂药可使用2~3次,可强筋壮骨。

(八)方药调养

1.汤药

(1)独活寄生汤　独活12克,桑寄生18克,秦艽9克,防风6克,细辛3克,川芎6克,当归9克,白芍9克,茯苓9克,牛膝9克,杜仲12克,桂心3克,甘草3克。每日1剂,水煎分3次服。能祛风湿、止腰痛。适用于腰部疼痛、游走不定,牵引腿足,活动不利,天气阴变则疼痛加重,脉浮弦,苔薄白。

(2)熟地苁蓉汤　熟地黄、鸡血藤、豨莶草各30克,淫羊藿12克,狗脊15克,威灵仙、骨碎补各18克。上药加水煎汤备用。鹿角胶10克烊化后用上药冲服。每日1剂,可补肾强骨、除湿止痛、兼温补督脉。

2.中成药

(1)独活寄生胶囊　口服,1次6克,每日2次。养血舒筋,祛风除湿。用于风寒湿痹,腰膝冷痛,屈伸不利。

(2)小活络丹　每次1丸,每日2次,空腹时用陈酒或温开水送服。具有祛风除湿,化痰通络,活血止痛的功效。主治风寒湿痹证。肢体筋脉疼痛,麻木拘挛,关节屈伸不利,疼痛游走不定,舌淡紫,苔白,脉沉弦或涩;中风。手足不仁,日久不愈,腰腿沉重或腿臂间作痛。

(3)健步虎潜丸　口服,每次1粒(大蜜丸),每天3次。具有补益肝肾,祛风散寒,除湿通络等功能。用于肝肾不足,寒湿阻络之久痹,腰膝酸痛,肢软乏力,关节疼痛,阴冷加重。

三、骨质疏松症

骨质疏松症是一种因骨量低下、骨微结构破坏、易发生骨折为特征的全身性骨病，易发生于绝经后妇女和老年男性。临床表现主要有疼痛、畸形和易骨折三大症状。疼痛多发生在腰背部，且进行性加重。畸形多发生在胸腰椎，椎体呈楔形改变，老年人逐步发生驼背畸形。骨质疏松者，有时轻微外力作用下即可发生骨折。凡更年期后的女性、老年人、糖尿病患者，特别是有腰背疼痛的人，都应及时做骨密度检查，以早期诊断，及早防治。

（一）心理调养

压力过重会导致酸性物质的沉积，影响代谢的正常进行，从而会减少钙的吸收，增加骨钙分解。适当地调节心情和自身压力可以保持弱碱性体质，从而预防骨质疏松症的发生。老年人骨质疏松症引起的骨折不易愈合，导致长期卧床、生活不能自理，若合并呼吸及循环系统疾病会危及生命，大大增加了患者的死亡率。骨质疏松症引发的骨折为老年人"无形的杀手"。因此日常生活中应保持良好的心情，避免心理压力过大。

（二）饮食调养

1.补钙：骨骼对钙元素的吸收障碍，是导致骨质疏松症的根本原因。补钙应该从科学饮食做起，切忌"三天打鱼，两天晒网"，因为骨量的丢失是一个长期的过程，更重要的是人体无法储存过量的钙，最佳的方式还是每天均衡地补钙，细水长流。

2.保持均衡的营养：均衡的饮食中含有足够的维生素 C、无机盐、锌、锰、铜等，可以防止骨质流失。

3.少吃过甜的食物：过多的糖分会影响身体对钙的吸收，造成骨质疏松症。

4.保持低盐：低脂饮食，过多的盐分和脂肪会影响体内钙的吸收。

5.多喝牛奶及食用奶制品：普通牛奶每毫升大约含有 1 毫克的钙，以补充钙的吸收，可减少骨骼中钙质被分解。

6.豆类及豆类加工制品含钙量也很高，平时可以多选用。豆腐由于在制作过程中加入了钙化合物，因此也含有很高的钙量。

7.钙片服用时应和食物间隔，最好在早餐前 1 小时服用，以果汁吞服，以刺激胃酸分泌帮助钙的吸收。在补钙的同时，增加维生素 D 的摄入，以有效增加钙吸收。

（三）起居调养

养成良好的生活习惯，避免酸性物质摄入过量，保持弱碱性体质，预防骨质疏松症的发生。吸烟会影响骨峰的形成，过量饮酒不利于骨骼的新陈代谢，喝浓咖啡能增加尿钙排泄、影响身体对钙的吸收，摄取过多的盐及蛋白质过量亦会增加钙流失。戒烟、限酒、少喝含有咖啡因的饮料，对预防骨质疏松症也十分重要。防止外伤，一旦受伤，易引起骨折。经常接受阳光照射会对维生素 D 的生成及钙质吸收起到非常关键的作用。

（四）运动调养

中老年人应该有规律、适度地运动。运动锻炼，能加强肌肉和骨骼内的血液循环，可延缓骨质疏松。因此，中老年人应持之以恒地进行力所能及的身体锻炼。负重锻炼可以减缓骨质流失，甚至增加骨密度。走路、跑步等都可刺激骨骼，牵拉肌肉，有助于增加骨峰值。每天在日光下步行 30 分钟，每周运动 3 次以上，每次持续 30～45 分钟，可以做一些四肢运动，如散步或慢跑、健行踏青、练太极拳、练八段锦等，还可以做一些背部的伸展运动。但骨质疏松症患者应尽量避免做背部的屈曲运动，因为这样有可能增加发生脊柱压缩骨折的风险。

（五）药膳调养

1. 黄豆猪骨汤　鲜猪骨 250 克，黄豆 100 克。黄豆提前用水泡 6～8 小时；将鲜猪骨洗净，切断，置水中烧开；然后将猪骨放入砂锅内，加生姜 20 克、黄酒 200 克，食盐适量，加水 1 000 毫升，经煮沸后，用文火煮至骨烂，放入黄豆继续煮至豆烂，即可食用。鲜猪骨含天然钙质、骨胶原。此汤有较好地预防骨骼老化、骨质疏松作用。

2. 桑椹牛骨汤　桑椹 25 克，牛骨 250～500 克。将桑椹洗净，加酒、糖少许蒸制。另将牛骨置锅中，水煮，开锅后撇去浮沫，加姜、葱再煮。见牛骨发白时，表明牛骨的钙、磷、骨胶等已溶解到汤中，随即捞出牛骨，加入已蒸制的桑椹，开锅后再去浮沫，调味后即可饮用。此汤能滋阴补血、益肾强筋，尤甚适用于骨质疏松症、更年期综合征等。

3. 猪皮续断汤　鲜猪皮 200 克，续断 50 克。取鲜猪皮洗净去毛、去脂、切小块，放入蒸锅内，加生姜 15 克、黄酒 100 克，食盐适量；取续断煎浓汁加入锅内，加水适量，文火煮至猪皮烂为度，即可食用。此粥有利于减轻骨质疏松引起的疼痛，延缓骨质疏松症的发生。

（六）药酒调养

1. 淫羊藿酒　淫羊藿 50 克，熟地黄、制首乌各 30 克。置低度白酒 500 毫升中浸泡 15 日后即可饮用。可补肾壮阳、益精血，适用于肾阳偏虚，症见下肢欠温,精神不振者。每次服 30~50 毫升,中午、晚上各 1 次。

2.杜仲酒　杜仲 100 克,续断肉 50 克,低度白酒 500 毫升。浸泡与服法同上,可补肾强腰壮骨,同时兼有降压作用。适用于肾虚,症见腰背酸痛兼有血压高者。

(七)方药调养

1.汤药

(1)二仙汤加味　仙茅、淫羊藿、知母、黄柏、补骨脂、续断。巴戟天、当归各 10 克,煅龙骨、煅牡蛎各 30 克(先煎半小时)。上药加水共煎服。每日 1 剂,早晚各煎服 1 次。2 周为 1 个疗程,可服 2~3 个疗程。能补肾壮骨,适用于老年骨质疏松症属虚证者,症见腰膝酸软、头发早白、牙齿早脱、夜尿频多、大便不实、手足清冷等。

(2)腰背痛方　当归、丹参、威灵仙各 10 克,香橼、佛手、延胡索各 15 克,红花 6 克,煅龙骨、煅牡蛎各 30 克(先煎 30 分钟)。以水煎服,每日 1 剂,早晚各煎服 1 次。10 日为 1 个疗程,可服 2~3 个疗程。可理气、活血、止痛,适用于肾虚兼气滞血瘀者,症见腰背酸痛活动后较缓者。

2.中成药

(1)金匮肾气丸　口服,水蜜丸 1 次 4~5 克(20~25 粒),大蜜丸 1 次 1 丸,1 日 2 次。温补肾阳,化气行水。适用于肾虚水肿、腰膝酸软、小便不利、畏寒肢冷。

(2)仙灵骨葆胶囊　口服,1 次 3 粒,每日 2 次;4~6 周为 1 个疗程;或遵医嘱。滋补肝肾,活血通络,强筋壮骨。适用于骨质疏松症、骨折、骨关节炎、骨无菌性坏死等。

(3)壮腰健肾丸　口服,一次 3.5 克(瓶装者约半瓶盖),每日 2~3 次。壮腰健肾,养血,祛风湿。适用于肾亏腰痛、膝软无力、小便频数、风湿骨痛、神经衰弱等。

第三章　小儿常见病调养

一、小儿泄泻

泄泻是以排便次数增多,粪质稀溏或完谷不化,甚至泻出如水样为主症的病证。泄泻一病,《黄帝内经》称本病证为"鹜溏""飨泄""濡泄""洞泄""注下""后泄"等,且对本病的病因病机有较全面的论述,认为饮食、起居、情志失宜,亦可发生泄泻,并说明泄泻的病变脏腑与脾胃大小肠有关,这些理论为后世奠定了基础。汉唐方书将此病包括在"下利"之内,《金匮要略·呕吐哕下利病脉证治》的"下利"包括泄泻和痢疾两病,而对泄泻的论述概括为实热与虚寒两大类,并提出实热泄泻用"通因通用"之法。《三因极—病证方论·泄泻叙论》从三因学说角度较全面地分析了泄泻的病因病机,认为不仅外邪可导致泄泻,情志失调亦可引起泄泻。《景岳全书·泄泻》说:"凡泄泻之病,多由水谷不分,故以利水为上策。"且列出了利水方剂。《医宗必读·泄泻》在总结前人治泻经验的基础上,提出了著名的治泻九法,即淡渗、升提、清凉、疏利、甘缓;酸收、燥脾、温肾、固涩,其论述系统而全面,是泄泻治疗学上的一大发展,其实用价值亦为临床所证实。本病与现代医学的腹泻含义相同,可见于多种疾病中,小儿脏腑娇嫩,尤其是脾常虚弱,加上饮食不能自控,在喂养过程中,易被饮食物所伤导致泄泻的产生。

(一)情志调养

郁怒伤肝,肝失疏泄,木横乘土,脾胃受制,运化失常,或忧思气结,脾运阻滞,均致水谷不化,下趋肠道为泻。若素体脾虚湿盛,运化无力,复因情志刺激、精神紧张或于怒时进食,均可致肝脾失调,易形成泄泻;有的家长喜欢在饭桌上教育孩子,这样也会引起食气导致泄泻,因此在饭桌上要使小儿保持愉快的心情。

(二)饮食调养

1.忌食辛辣刺激之品,如辣椒、葱、姜、蒜之类。

2.泄泻小儿应该予以流质饮食减少排便次数,必要时控制饮食。

3.忌食含油脂多的食物,一方面不易消化吸收,另一方面会加剧腹泻。

4.忌生冷,生冷之品易损伤脾胃,产气较多,刺激肠道收缩而加剧泄泻。

5.忌不易消化食品。

6.多喝开水或淡盐开水:中医有"利小便实大便"之说,多喝水可以补充缺失的水分还可以增加排尿量,使水分从小便排泻。

7.慎用苦寒清凉之品:久病必虚,小儿脾胃素弱,过用清凉苦寒之品易损伤脾胃阳气,使肠胃功能更虚弱。

8.在医师指导下进补。

9.食疗方

(1)取生姜10克,茶叶3克,加水煮沸后加少许红糖,代茶饮。可用于大便稀薄多泡沫,色淡,臭味少,有腹鸣腹痛,或伴有发热。

(2)取新鲜胡萝卜250克,洗净,连皮切成小块,放入锅中加水煮熟后,喝汤、吃胡萝卜。可用于腹泻久泻不愈,面色萎黄,食欲减少,大便稀薄伴不消化块物。

(三)起居调养

起居有常,适时调整衣食。可遵循"春捂秋冻"的谚语。不可穿着过多,而致体液丢失,亦不可穿着太少而遭外邪侵袭。在天气变化时,应更加注意及时增减衣服。夏天不可过于贪凉,秋冬注意保暖。勤晒太阳,保证充足的睡眠时间,有利于整个身体功能的恢复,提高免疫力。

(四)运动调养

要注意生活规律,劳逸结合。

(五)汤药的调养(根据孩子年龄大小来调节具体的用量)

1.葛根芩连汤加味 黄芩12克,黄连3克,葛根15克,茯苓15克,车前子15克(包煎),金银花12克随症加减。

2.痛泻要方 白术12克,白芍12克,防风9克,陈皮9克,柴胡9克,茯苓12克。

3.参苓白术散加减 党参12克,茯苓15克,白术12克,淮山药15克,扁豆12克,莲子肉12克,生薏苡仁15克,砂仁3克等。

(六)药膳调养

1.补骨脂煲猪腰 猪腰1对,补骨脂10克,芡实30克,党参20克。先将猪腰内的筋膜、臊腺去除,切成花,与补骨脂、芡实加水适量煮1小时,调味分2~3次服用。隔日1剂,连吃5~7剂为好。

2.党参金樱子汤 党参20克,金樱子12克,芡实10克,红糖适量。将以上药物水煎取汁,用红糖调味,每日1剂。

(七)茶饮调养

1.党参炒米茶 每次用党参20克,炒薏苡仁30克,加水4~5碗,煎至

1 碗半,代茶饮,隔天 1 次。有补中益气、健脾和胃等功效。适用于脾虚之久泻者。

2. 木耳糖水　每天用黑木耳 6 ~ 10 克,洗净加水煮熟,白糖适量调味食用,每天 1 次。有健脾益气及补血之功效。适用于脾虚久泻者。

(八)中成药的调养

1. 藿香正气素片　口服,每次 4 ~ 8 粒,每日 2 次,适用于泻下清稀,甚至如感受湿热(暑湿)。

2. 四神丸　口服,每次 9 克,每日 1 ~ 2 次。适用于五更泄泻。

3. 附子理中丸　口服,每次 6 克,每日 2 ~ 3 次。适用于脘腹冷痛,呕吐泄泻,手足不温。

二、小儿咳嗽

咳嗽是人体的一种保护性呼吸反射动作。通过咳嗽反射能有效清除呼吸道内的分泌物或进入气道的异物。但咳嗽也有不利的一面,剧烈咳嗽可导致呼吸道出血,如长期、频繁、剧烈咳嗽影响工作、休息,甚至引起喉痛、音哑和呼吸肌痛,则属病理现象。中医认为小儿脏腑娇嫩,形气未充,肺失宣肃,肺气上逆导致咳嗽不止,小儿长期咳嗽则可影响其生长发育。

(一)情志调养

情绪波动会加重咳嗽这一症状。所以咳嗽时,心情以保持平静为宜。过激的情绪引起呼吸加深加快,刺激呼吸道及咽喉,加重咳嗽。所以保持平静愉悦的心情可减少咳嗽加重的风险。

(二)饮食调养

1.少吃辛辣食物(葱、椒、韭、桂、辣等),以减少对气管、支气管的刺激。

2.饮食宜清淡,以免生痰化火。

3.咳嗽初期忌食酸涩之品,如乌梅、话梅等,以免痰液不易咯出。

4.咳喘者,应忌海腥之品,如鱼、虾、蟹等,以防咳喘加重。

5.多饮水,补充体内所需水分,能避免咽部干燥。

6.食疗方。

(1)蜂蜜萝卜汁　白皮大萝卜1个,蜂蜜100克。将萝卜洗净掏空中心,放入蜂蜜,置大碗内,加水蒸煮。每日2次,随量服。具有润肺、止咳、化痰的功效。

(2)白萝卜生姜汤　取白萝卜120克(洗净切片),鲜生姜(洗净切片)60克,白糖20克。加水1 200毫升,以文火煎萝卜、生姜15分钟后,倒出煎液加入白糖,分2次早晚饭前服。本方有温肺化痰、润肺生津、解表止咳之功。适用于肺寒咳嗽。

(3)烤甘蔗　本地甘蔗一节放入地锅火中烤热,趁热吃,减轻咳嗽。

(4)萝卜陈皮汤　萝卜1个,白胡椒5粒,生姜3片,陈皮1片,加水共煎30分钟。

(三)起居调养

1.保持居室内空气新鲜,应定时开窗换气。

2.居室保持适当湿度,气候干燥时,可常用湿拖把拖地或在地上洒些水。

3. 保证充足睡眠, 有利于各种器官功能恢复及疾病的康复。

4. 尽量不到公共场所, 少与咳嗽患者接触。

5. 气候转变时及时增减衣服, 防止过冷或过热。

（四）运动调养

咳嗽时不适合运动, 此时宜静卧修养。

（五）药膳调养

1. 贝母甲鱼汤　川贝母 5 克, 甲鱼 1 只（约 500 克）, 鸡清汤 1000 克, 葱、姜、花椒、料酒、盐各适量。将甲鱼宰杀, 去头及内脏, 切块备用。将甲鱼块放蒸盆内, 加入川贝母、盐、料酒、花椒、葱、姜, 上笼蒸 1 小时许, 趁热服食。

2. 沙参百合鸭汤　北沙参、百合各 30 克, 肥鸭肉 150 克。将北沙参、百合、鸭肉分别洗净, 一同入锅, 加水适量, 先用武火烧沸, 再用文火炖至鸭肉熟烂即成。饮汤吃鸭肉。

3. 橘红蜂蜜膏　橘红 60 克, 生姜 30 克, 蜂蜜 250 克。先将橘红、生姜两味用水煎煮, 15 分钟取煎液 1 次, 加水再煎, 共取煎液 3 次, 合并煎液, 以小火煎熬浓缩, 至稠黏时, 兑入蜂蜜, 至沸停火, 装瓶备用。每日服 3 次, 每次 3 汤匙。

4. 芫荽汤　芫荽（香菜）30 克, 饴糖 30 克, 大米 100 克。先将大米洗净, 加水煮汤。取大米汤三汤匙与芫荽、饴糖搅拌后蒸 10 分钟。趁热一次服下, 注意避风寒。

5. 贝母粥　贝母 5 克, 大米 30 克, 白糖适量。将贝母择净, 放入锅中, 加清水适量, 浸泡 5 ~ 10 分钟后, 水煎取汁, 加大米煮粥, 待熟时调入白糖, 再煮一二沸服食, 或将贝母研粉, 每次取药末 1 克, 调入粥中服食, 每日 1 ~ 2 剂, 连续 3 ~ 5 天。

（六）茶饮调养

1. 桑杏参茶饮　桑叶 10 克, 杏仁 5 克, 沙参 5 克, 浙贝母 3 克, 梨皮 15 克, 冰糖 3 克。上药加水煎服。代茶饮, 频频饮用。

2. 橘皮茶　茶叶、干橘皮各 2 克。以上 2 味用沸水冲泡 10 分钟即可。代茶饮。

3. 冬花紫菀绿茶　款冬花 10 克, 绿茶 2 克, 紫菀 6 克, 炙甘草 5 克。上药放入砂锅中, 加清水适量, 煮沸后煎 10 分钟, 滤汁。加蜂蜜适量服用, 每日 1 服。

4. 鱼翘茶　鱼腥草 5 克, 连翘、厚朴、绿茶各 3 克。以上 4 味用 200 毫升开水冲泡 5 ~ 10 分钟后即可。代茶饮。

（七）方药调养

1. 汤药

（1）桑菊饮　桑叶9克,菊花9克,杏仁10克,桔梗10克,芦根15克,甘草6克,薄荷6克,连翘12克,取上药加水煎煮约15分钟,煎煮两次混匀药液分3次温服。本方适用于风热咳嗽,症见咳嗽不爽、痰稠或黄、咯吐不畅、兼风热表证、咽红赤、舌尖边红赤、苔薄黄、脉浮数。

（2）桑杏汤　桑叶10克,杏仁10克,浙贝母10克,北沙参15克,麦冬12克,桔梗10克,栀子6克,生甘草6克,梨皮引。取上药加水煎煮约15分钟,煎煮2次,混匀药液,分3次温服。本方适用于燥热咳嗽,症见咳嗽少痰、鼻燥咽干、口干唇燥、舌红少津、大便干结。

（3）杏苏散　杏仁10克,苏叶10克,法半夏10克,陈皮10克,白前12克,枳壳12克,桔梗10克,炙甘草10克,茯苓15克,生姜3片,大枣3枚引。取上药加水煎煮约15分钟,煎煮2次,混匀药液,分3次温服。本方适用于寒湿咳嗽,症见咳嗽声浊、痰白量多、恶寒无汗、恶心呕吐、纳差食少、舌苔白腻、脉滑。

2. 中成药

（1）止咳丸或止咳宁嗽胶囊　前者为浓缩丸,口服,每次6粒,每天2次。后者为胶囊,口服,每次4~6粒,每天2~3次。

（2）通宣理肺丸（冲剂）　蜜丸,每次1丸,每天2次。浓缩丸,每次8~10丸,每天2~3次。冲剂,每次9克,每天2次,开水冲服。

（3）感冒止咳冲剂（糖浆）　冲剂,每次1袋,每天3次,开水冲服。糖浆,每次10毫升,口服,每天3次。

（4）蛇胆川贝片（散剂、糖浆）　片剂,每次3~4片,每天2~3次;散剂,每次0.65~1.30克,每天2~3次;糖浆,每次10~15毫升,每天3次。

（5）养阴清肺丸（颗粒、口服液）　丸剂,每次1丸,每天2次;颗粒剂,每次15克,每天2次,开水冲服;口服液,每次10~20毫升,每天2次。

（八）针灸推拿调养

1. 体针疗法:取肺俞、列缺、合谷、风门、风池。毫针浅刺用泻法,风热可强制,风寒可加灸,主治外感咳嗽。

2. 艾灸疗法:取肺俞、风门、膻中、太渊、脾俞。艾炷灸每日1次,每穴3~5壮。适用于内伤咳嗽。

3. 用手指尖按揉、压放太渊、偏历、风市、肺俞、膻中、气海、足三里、璇玑穴各100次。

三、小儿感冒

感冒是由呼吸道病毒引起的,其中以冠状病毒和鼻病毒为主要致病病毒。临床表现以鼻塞、咳嗽、头痛、恶寒发热、全身不适为其特征。各个年龄段均可感染,小儿尤为常见。现代医学认为当人体受凉、淋雨、过度疲劳等诱发因素,使全身或呼吸道局部防御功能降低时,则原已存在于呼吸道的或从外界侵入的病毒、细菌可迅速繁殖,引起本病,以鼻咽部炎症为主要表现。引起普通感冒的主要为鼻病毒。中医认为感冒是因外邪侵袭人体所引起的,加之小儿脏腑娇嫩,形气未充,更易被侵袭。主要以发热、头痛、鼻塞、鼻涕、喷嚏、恶风寒、脉浮等为临床表现的病症。感冒全年均可发病,但以冬、春季节为多。病情轻者称"伤风";病情重者,且在一个时期内引起广泛流行的,称为"流行性感冒"。

(一)情志调节

良好的心情可以缓解症状,同时也促进康复。抑郁、难过的心情常常降低机体的免疫力,不利于康复。

(二)饮食调养

1. 多喝水,多排尿。

2. 吃清淡稀软的食物,忌吃油腻、黏滞、酸腥、滋补的食物等。

3. 食疗方

(1)生姜片15克,葱白3节,加水一大碗,煮沸加红糖一小勺,趁热服下,盖被微出汗,适用于风寒感冒。

(2)带根葱白3根,淡豆豉10克,生姜3片,加水一大碗,煎成后再加黄酒30毫升煮沸,趁热服下,盖被微出汗,适用于风寒感冒。

(3)生姜15克,紫苏叶10克,放入砂锅或搪瓷杯,加水500毫升煮沸,加入红糖20克,趁热服,每日2次,适用于风寒感冒。

(4)大葱白3节,姜片5片,胡桃5个取肉,绿茶叶1小撮,绿豆30克,水煎服。日服2次,适用于风寒感冒。

(5)桑叶、菊花、薄荷、甘草各10克,混合后用沸水冲泡,代茶饮,适用于风热感冒。

(6)白萝卜250克切片,加水3茶杯,煎成2茶杯,加适量白糖,趁热喝1杯,半小时后,温热再喝1杯,适用于风热感冒。

(7)金银花30克,山楂10克,蜂蜜250克。将金银花、山楂放入锅内,加水适量,置武火上烧沸,3分钟后取药液1次;再加水煎熬1次;将2次药液合并,放入蜂蜜,搅拌均匀即成。每日 3 次或随时饮用,适用于风热感冒。

（三）起居调节

1. 要注意保暖、避风寒。

2. 应多休息、多喝水。

3. 用淡盐水漱口,保持口腔卫生。

4. 多晒太阳。

5. 尽量少去公共场所,以免再染他病。

6. 忌用力擦鼻涕。

（四）运动调养

多晒太阳,适当户外活动。

（五）药膳调养

1. 生姜苏叶粥　苏叶 10 克,生姜 3 片,将白米粥熬好后放入,再开锅即可食用。适用于风寒感冒。

2. 防风粥　防风 15 克,葱白两根,生姜 3 片,大米 50 克。先将大米煮熟,快熟时加入防风、葱白和生姜,可适量加盐。该粥可祛风、散寒止痛,适用于风寒感冒。

3. 白萝卜茶叶粥　白萝卜 100 克,茶叶 5 克,食盐适量。先将白萝卜洗净切片煮烂,加少许食盐,熬粥,再将茶叶用开水泡 5 分钟后倒入粥内。白萝卜能够清热化痰,茶可以清肺热,有理气开胃,止咳化痰之功效。

4. 桑叶枇杷粥　桑叶 18 克,枇杷叶 10 克,甘蔗 100 克,薄荷 6 克,洗净切碎,加水适量,煎煮取汁,加入 60 克大米煮至粥稠,趁热食用。适用于秋燥感冒。

5. 薄荷粥　薄荷 15 克煎取药汁候凉,取粳米 60 克加水煮粥,待粥将成时,加入薄荷汁及适量冰糖。稍温即服,得汗最佳。薄荷为疏散风热之要药,加粳米、冰糖制粥,能促使出汗,又有护胃作用。此汤饮对新感风热者最适宜。

6. 桑菊薄荷饮　桑叶 6 克,菊花 6 克,薄荷 3 克,苦竹叶 15 克,蜂蜜少许,加适量水,煮沸,代茶频服。桑叶清肺热;菊花疏散风热,明目平肝;薄荷为疏散风热之要药,能迅速解除发热头痛等症状。

（六）茶饮调养

1. 葱白饮　大葱白 100 克,切碎煎汤,趁热饮。

2. 姜茶饮　生姜 10 片,茶叶 7 克,煎汤,趁热饮。

3. 姜枣饮　生姜 5 片,大枣 10 枚,煎汤,趁热饮。

4. 萝卜饮　萝卜适量,切片煎汤,加食醋少许,趁热饮。

5. 三辣饮　大蒜、葱白、生姜各适量,煎汤,趁热饮。

6. 橘皮饮　鲜橘皮 50 克,糖适量,开水冲泡代茶饮。

7. 菊花饮　菊花 6 克,开水冲泡代茶饮。

(七)方药调养

1. 汤药

(1)荆防败毒散　荆芥 9 克,防风 9 克,柴胡 12 克,薄荷 6 克,羌活 12 克,独活 12 克,川芎 10 克,枳壳 10 克,桔梗 6 克,延胡索 12 克,茯苓 15 克,甘草 6 克,取上药加水煎煮,武火煮 10~15 分钟,煎煮 2 次混匀药液,分 2~3 次温服。

(2)银翘散　金银花 12 克,连翘 12 克,薄荷 6 克,桔梗 10 克,杏仁 10 克,芦根 15 克,牛蒡子 6 克,荆芥 10 克,淡豆豉 10 克,取上药加水煎煮。

2. 中成药　银翘解毒丸、羚翘解毒丸、银翘解毒口服液、板蓝根冲剂、清热感冒冲剂、速效感冒胶囊等。以下几种成药,仅供参考。

(1)感冒退热冲剂(大青叶、板蓝根、连翘、草河车)　适用于感冒有风热表现者,发热或不发热,伴头痛、咽痛口干、化验白细胞计数与分类均不高。可每日冲服 3~4 次,每次 1 袋。发热高,可每次 2 袋。咽痛者,可含漱后吞下。

(2)感冒片(豆豉、桑叶、菊花、金银花、连翘、牛蒡子、甘草、桔梗、钩藤、竹叶、荆芥、薄荷)　适用于风热感冒,略有怕冷发热或不发热,鼻塞咽痛,头痛。可每日服 3 次;每次吞服 6 片。

(3)银翘解毒片(豆豉、金银花、连翘、荆芥、薄荷脑、甘草、桔梗、板蓝根、竹叶)　药物组成与感冒片近似,适应证同感冒片,可每日服 2~3 次,每次 4 片。

(4)感冒宁(荆芥、防风、紫苏、大青叶、四季青)　适用于感冒有风寒表证者,有明显怕冷,或有发热,伴头痛、鼻塞流清水涕。可每日服 3~4 次,每次 1 袋。

(八)其他调养法

1. 药熨调养法

(1)用荆芥 10 克,防风 10 克,威灵仙 10 克,木瓜 6 克,桂枝 6 克,生姜 3 片,葱白 10 根,捣碎后分装两纱布袋中,水煎,用药汁熏洗,再用药袋热熨颈项、肩背等处,两袋交替使用。每次 30 分钟,每日 2~3 次。适用于风寒感冒。

(2)鲜生姜 1 块,切成薄片,煨热贴在前额及两侧太阳穴,盖上毛巾,用热水袋敷其上热熨,直至感到身暖、微汗止。

2. 蒸气熏面法　一杯自来水,用加热器加热,使蒸气大出时熏面,每次

3~5分钟,一天数次。注意远近适度,勿烫伤。

(九)按摩推拿调养法

1.按摩耳轮法 双手呈护耳状,以大小鱼际压住整个耳轮、上下移动,稍用力而不觉疼痛为度,至发热止。

2.按摩迎香穴法 双手半握拳,示指按迎香穴,由内向外旋转按揉10分钟,或沿鼻旁两侧从迎香至上迎香穴,上下往复按摩,以局部酸沉发热感为度。

3.按摩风池穴法 屈肘五指并拢,示、中、无名指紧贴风池穴,由外向内旋转按摩,以局部酸胀或上下走窜感为度。

4.按摩太阳穴法 两手扶额头部,以两手拇指在两眉外尾端凹陷中的太阳穴进行按揉,每次20~30次。

第四章　妇科常见病调养

一、产后乳汁不通

产后乳汁少或完全无乳,称为缺乳。乳汁的分泌与乳母的精神、情绪、营养状况、休息和劳动都有关系。任何精神上的刺激如忧虑、惊恐、烦恼、悲伤,都会减少乳汁分泌。乳汁过少可能是由乳腺发育较差,产后出血过多或情绪欠佳等因素引起,感染、腹泻、便溏等也可使乳汁缺少或因乳汁不能畅流所致。对乳腺发育较差者西医尚无特殊的处理方法,对其他原因引起的可用催产素肌内注射,以促使乳汁流出;或用吸奶器等方法。

中医认为本病有虚实之分。虚者多为气血虚弱,乳汁化源不足所致,一般以乳房柔软而无胀痛为辨证要点。实者则因肝气郁结或气滞血凝,乳汁不行所致,一般以乳房胀硬或痛,或伴身热为辨证要点。临床需结合全身症状全面观察,以辨虚实,不可单以乳房有无胀痛一症在定。缺乳的治疗方法为虚者宜补而行之,实者宜疏而通之。

(一)情志调养

保持情绪乐观,心情舒畅。适当锻炼,维护气血和调。

(二)饮食调养

1.产后膳食安排　产妇在坐月子期间,生理上变化很大,要补充营养和水分,休息非常重要,若调养不当,易落下病根。我国地域辽阔,各地风俗习惯不同。北方产后喝小米粥,中原地区喝面疙瘩汤,南方喝各类鱼汤。

妇女生完小孩后,身体虚弱,同时还要哺育小儿,需要摄取大量的营养成分以补充消耗,促进生殖器官的恢复,分泌乳汁,以保证产妇和婴儿的健康。

(1)红糖　红糖含有丰富的钙、铁、锌等矿物质。

(2)鸡蛋　鸡蛋的营养价值很高,含蛋白质丰富,还含有脂肪、卵磷脂、卵黄素、钙、铁及维生素 A、B 族维生素、维生素 D 等。

(3)小米　小米中含有铁、维生素 B_1 和维生素 B_2,这些维生素可减少小儿疾病的发生。

2. 单方验方

（1）黄芪 15 克，当归、鳖甲、通草、王不留行、党参、焦白术各 9 克，桔梗、花粉、陈皮、甘草各 6 克，猪蹄 2 个。先用水煮 2 个猪蹄（不加盐），煮熟后把猪蹄吃掉，再用猪蹄汤煎药内服。主治产后乳汁少。

（2）当归 24 克，川芎 2 克，黄芪 30 克，鳖甲 9 克，通草 9 克。用公猪前蹄 1 对，洗净煮汤去浮油，以清汤煎药，服后汗出即愈。主治乳汁不通。

（3）活虾 60 克，黄酒适量。将虾捣烂，用烧开的黄酒冲服。每日 1 次，连服 3 日。黄酒数量可视患者酒量大小而定。主治产后缺乳。

（三）起居调养

要维持足够的奶量，产妇还须注意哺乳期内要有充足的睡眠和休息，多晒太阳，呼吸新鲜空气，起居饮食要有规律。另外，适当增加一些含蛋白质丰富的食物，如瘦肉类、蛋类等，多吃新鲜蔬菜和水果，尤其是要多喝汤水，如鸡汤、猪蹄汤、鲫鱼汤等。

（四）运动调养

可适当运动，按个人体质恢复情况来判断运动量。

（五）药膳调养

1. 豆腐 120 克，红糖 30 克，黄酒 1 小杯。加水 600 毫升，煮至水约 400 毫升时，喝时加黄酒。

2. 猪蹄 4 只，通草、漏芦各 100 克，糯米 500 克。猪蹄洗净、煮熟，去猪蹄、通草、漏芦再煮，取汁 900 毫升，然后去滓，入米煮粥。

3. 猪蹄 1 只，花生米 50 克，香菇 15 克，调料少许。煮熟后食用。

4. 鲫鱼 500 克，通草 9 克，猪前蹄 1 只。共煮汤，熟后去药，食肉喝汤。

5. 人胎盘 1 个。将其洗净，炒焦，研末，每次服 3～9 克。

6. 炒麦芽 120 克。加水 500 毫升，煎煮数沸。洗两侧乳房 20 分钟，再用木梳由周围向乳头梳理数遍。

7. 炙黄芪 50 克，通草 10 克，母鸡 1 只，盐、黄酒各适量。煮汤食用。

8. 鳖甲 30 克，丝瓜络 15 克，猪蹄筋 200 克，佛手 10 克。将三药装纱布袋内，扎口，与猪蹄筋同置锅内炖熟，喝汤食肉。

（六）茶饮调养

通草 6 克，王不留行 9 克，煎水当茶饮。

（七）方药调养

1. 汤药

（1）形体肥胖者　半夏、陈皮、茯苓、瓜蒌、厚朴各 15 克，漏芦 10 克，王不留行 12 克，穿山甲（鳖甲代）8 克，生薏苡仁 30 克。

（2）身体瘦者　太子参、当归、茯苓、白术各 15 克,白芍药 12 克,熟地黄、通草各 10 克,鳖甲 8 克。

（3）爱生气者　柴胡 10 克,白芍药、当归各 15 克,穿山甲（鳖甲代）8 克,王不留行 12 克,青皮 12 克。

2.中成药　通乳丹、下乳涌泉散、苍附导痰丸等。

（八）推拿调养

取仰卧位,以掌在其乳房周围摩揉 5 分钟。

（九）针灸调养

1.取穴

主穴:乳根、膻中、少泽、足三里。

配穴:涌泉、太冲、曲池、后溪。

2.治法　先针双侧足三里,中等刺激;用平补平泻手法,少泽刺血不留针。均留针 15 分钟,针后,嘱患者双手放平,由膻中向乳头方向按摩 5 ~ 10 分钟。每日 1 次,5 次为 1 个疗程。

二、妊娠呕吐

妊娠呕吐则是指妇女怀孕以后,1~3个月期间,出现恶心、呕吐、眩晕、胸闷,甚至恶闻食味或食入即吐等症状。产生的原因,主要是胃气虚弱或肝热气逆,受孕后冲脉之气上逆,致使胃失和降,或引动肝热气火上冲所致。中医称妊娠恶阻。

(一)情志调养

注意保持良好的精神状态,避免紧张、情绪激动。要保持冷静,稳定情绪,多听音乐。

(二)饮食调养

1.严禁怀孕期抽烟、吃刺激性食物(如浓茶、酒、咖啡等),饮食宜清淡,不宜过咸。多食粗粮,少食精制米面,多食富含维生素 A、B 族维生素和维生素 C 的食物。

2.均以清淡、稀软、容易消化的食物为主,少食或不食油腻厚味。

3.身体虚弱的以牛奶、豆浆、蛋羹、米粥、软面条为主;经常发火的,则多吃蔬菜和水果。

4.食疗方

(1)姜汁米汤　取生姜汁几滴,入米汤内,多次饮服。

(2)橙子煎　橙子 1 个,洗净,切 4 瓣(带皮),加蜂蜜少许,煎汤,多次饮服。

(3)砂仁藕粉　砂仁 1.5 克,木香 1 克,共研面,与藕粉、白糖一起冲食。

(4)扁豆汁　白扁豆 10 克,煎汁,送服砂仁粉 1.5 克。

(三)起居调养

清淡饮食,少食多餐。

(四)运动调养

可适当运动,如散步、慢跑、做操、打太极拳、骑自行车等,运动量不宜过大。

(五)药膳调养

1.鲤鱼 1 条洗净加生姜 20 克(切片),放入鱼腹内炖熟,食用。

2.粳米 250 克,生姜汁 3 汤匙,同炒,炒至粳米焦黄,然后将其研为细粉,每日早晚各用开水调服 2 汤匙。

3.生姜 15 克,大枣 10 枚,砂仁 10 克(捣碎),灶心土 60 克,先加水煎煮灶心土,澄清去渣,取其药液,再放入姜、枣、砂仁,煎沸10分钟,食枣饮汤,每日1剂。

(六)茶饮调养

1. 西瓜汁　西瓜绞汁,频频饮服。
2. 绿豆饮　绿豆50克,煎汤,频频饮服。
3. 枇杷饮　鲜枇杷叶10克(刷去毛),鲜芦根10克,水煎取汁代茶饮。
4. 雪梨浆　大雪花梨1个,切薄片,水煮片刻,放凉后,不拘时频饮。

(七)方药调养

1. 汤药

(1)佛手姜汤　佛手10克,生姜6克,白糖适量。先将生姜刮去外层皮,与佛手一同放入清水中清洗干净,再把生姜切成片待用。把砂锅刷洗干净,把生姜片、佛手一齐放入锅内,加水适量,盖上锅盖,置于火上,先用武火煮沸,改为用文火煮1小时,离火,去渣留汁,加入白糖调味,即可供饮用。每日1次,趁温热饮用。具有疏气宽胸,和胃止呕。适用于治疗妊娠恶阻、肝胃不和而引起的胸脘堵闷,疼痛作胀,呕恶时作,善长叹息,纳食不香等病症。

(2)霍香二陈汤　霍香梗9克,陈皮、半夏、老苏梗各6克,砂仁3克(冲)。适用于治疗妊娠恶阻。证见胸闷痰多,恶心呕吐,神疲乏力,脉弦滑,苔薄腻。

2. 中成药调养

(1)沙棘冲剂　每日3次,每次1包,1次10克,开水冲服。
(2)干姜人参半夏丸　每服10丸,每日3次,主治妇人妊娠呕吐不止。
(3)香砂六君子丸　每日2次,每日6~10克,温开水送服。适用于脾胃虚弱呕吐。

三、痛经

痛经可分为原发性痛经和继发性痛经两种。《诸病源候论·妇人杂病诸候》称痛经为"月水来腹痛"。原发性痛经是指从有月经开始就发生的腹痛,继发性痛经则是指行经数年或十几年才出现的经期腹痛,两种痛经的原因不同。原发性痛经的原因为子宫口狭小、子宫发育不良或经血中带有大片的子宫内膜,后一种情况叫作膜样痛经,有时经血中含有血块,也能引起小腹痛;继发性痛经的原因,多数是疾病造成的,例如子宫内膜异位、盆腔炎、盆腔充血等,近年来发现,子宫内膜合成前列腺素增多时,也可致痛经。

(一)情志调养

经期要保持良好的精神状态,心情要舒畅、愉快,不要为生活琐事自寻烦恼。可以看看电视、电影,听听戏曲,转移一下由于经期内分泌变化而引起的烦闷情绪。

(二)饮食调养

1.痛经患者平时饮食应多样化,不可偏食,应经常食用些具有理气活血作用的蔬菜水果,如荠菜、洋兰根、香菜、胡萝卜、橘子、佛手、生姜等。身体虚弱、气血不足者,宜常吃补气、补血、补肝肾的食物,如鸡、鸭、鱼、鸡蛋、牛奶、动物肝肾、鱼类、豆类等。

2.痛经的单方验方:山楂30克,葵花籽15克,红糖30克,先将山楂、葵花籽一起放入锅中炒,以葵花籽炒香熟为度,再加水,熬成浓汁后,将红糖放入熬化即可,每次于经前1～2天,连服2～3剂,正痛时亦可服用。

(三)生活起居

1.尽早到医院检查,尤其有出汗、肢冷、面色青紫等伴随症状的剧烈疼痛时,以查明是原发性痛经还是继发性痛经,做到心中有数。痛经严重时,最好能卧床休息,这样可大大减轻腹痛。

2.月经前后和行经期应注意保暖,避免受凉。同时,不宜过分劳累。

3.多吃清淡、易消化食物,忌食生冷、辛辣刺激性食物。

4.注意外阴清洁,每天用水洗一次,勤换垫纸。

5.注意精神调养,解除心理障碍,使精神快乐,气机畅达。

(四)运动调养

在月经来潮前夕,多走路或从事其他适量的运动,会使月经期间稍舒服些。

(五)药膳调养

1. **姜枣花椒**　生姜 24 克,大枣 30 克,花椒 90 克,将姜、枣洗净,生姜切薄片同花椒一起加水煎成 1 碗(只用小火煎)即成,每日 2 次。趁热服,温中止痛,主治寒性痛经。

2. **韭菜红糖**　韭菜 250 克,红糖 60 克,韭菜洗净,捣烂取汁,加水把红糖煮沸,兑入韭菜汁饮用。痛经时,每天 1 次,益气活血止痛,主治气血不足型痛经。

3. **沙枣茴姜**　沙枣 100 克,生姜 10 克,小茴香 6 克。以上 3 味水煎服,每日 1 次。调经止痛,主治痛经。

(六)茶饮调养

1. **姜枣红茶**　干姜、大枣、红糖各 30 克。将大枣去核洗净,干姜洗净切片,加红糖同煎服。每天 2 次,温热服。补脾胃、温中益气,主治虚寒型痛经。

2. **月季花茶**　绿茶 3 克,月季花 6 克,红糖 30 克,在绿茶、月季花与红糖中加水 300 毫升,煮沸 5 分钟,分 3 次饭后饮服,每日 1 剂。

3. **玫瑰花茶**　玫瑰花 15 克。用沸水冲泡玫瑰花,代茶饮。

(七)方药调养

1. 汤药

(1)**温经汤**　吴茱萸 10 克,小茴香 10 克,桂枝 15 克,当归 15 克,白芍 20 克,阿胶 10 克(另包),甘草 10 克,大枣 10 克,细辛 3 克,杜仲 10 克,附子 5 克。上药加水 500 毫升同煎,武火煮沸后,改用文火续煎 20 分钟,煎出药汁将阿胶烊化服用,每剂煎服 2 次,每日 1 剂。可温经散寒,暖宫止痛,适用于寒湿凝滞的痛经。

(2)**血府逐瘀汤**　当归尾 10 克,川芎 10 克,桃仁 15 克,牛膝 10 克,延胡索 15 克,香附 10 克,乌药 15 克,武火煮沸后,改用文火续煎 20 分钟,煎出药汁 1 次服用,每剂煎服 2 次,每日 1 剂。

2. 中成药

(1)**桂枝茯苓丸**　口服。小丸每次 9 丸,每日 1～2 次。

(2)**乌鸡白凤丸**　口服。每次 1 丸,每日 2 次。

(八)推拿疗法

1. **肝气郁结**　按揉章门、期门、太冲、行间,斜擦两胁,以透热为度。

2. **寒凝血瘀**　直擦背部督脉;横擦腰骶部,以小腹透热为度。按揉八髎。

3. **气血虚弱**　摩腹,按揉中脘、天枢,按揉脾俞、胃俞、足三里,横擦腰背部脾俞、胃俞、肾俞部位。

4.注意事项 注意风寒、饮食生冷的影响,保持情绪愉快。

(九)针灸疗法(温针)

取穴(主穴):第9胸椎至第3腰椎的督脉段。治法:患者取俯卧位,常规消毒后七星针做中等度叩刺,3~5遍,继用艾条做温和灸10~15遍,最后以艾条雀啄灸法从上向下依次在主穴每一椎体棘突上各灸5分钟,以不烫伤为度,每日2次,6日为1个疗程。

第五章　五官科常见病调养

一、慢性咽炎

慢性咽炎，是指咽部慢性感染所引起的弥漫性病变，常与邻近器官或全身性疾病并存，多发生于成年人，常伴有其他上呼吸道疾病，常因急性咽炎反复发作，鼻炎、鼻窦炎的脓液刺激咽部，鼻塞而张口呼吸，气候寒冷干燥，工作环境中的空气被粉尘、化学气体污染，烟酒和辛辣饮食长期刺激，以及由于职业因素而用嗓过多，均可导致慢性咽炎的发生。此外，长期生活不规律、疲劳、精神紧张，可使身体抵抗力下降，细菌和病毒容易反复感染，也会引起慢性咽炎。本病以咽部不适、发干、异物感或轻度疼痛、干咳、恶心，或咽部充血呈暗红色、咽后壁可见淋巴滤泡等为主要临床表现。慢性咽炎相当于中医的"虚火喉痹""梅核气"等。

（一）情志调养

多愁善感、心胸狭隘、易怒、易生闷气等不良情致是引发慢性咽炎的重要原因，也是导致慢性咽炎反复发作的一大诱因。

慢性咽炎在中医称为"喉痹"，其中有一种病理类型为"气郁咽喉型"。气郁咽喉指的是人由于情致不畅等原因导致肝气郁结、气机不畅，如表现在咽喉部则为脉络痹阻、咽喉不利，这主要表现为咽干多咳。临床中常见到一些慢性咽炎患者，在空闲的时候会感觉咽部不适，不停地清嗓子，但是一工作起来就没有了，这是由于工作压力大、情绪紧张等原因引起的咽部不适，但这仅是慢性咽炎的初期。咽炎患者要想尽快康复，避免复发，除了要在医生的帮助下，全面调理身体，尤其要学会让自己快乐起来。

（二）饮食调养

1. 饮食宜清淡、易消化而富有营养　尽量多食用含维生素 C 的新鲜蔬菜、水果或多喝水。尤其一些具有清热、生津作用的新鲜蔬菜、水果，如梨、甘蔗、西瓜、萝卜、丝瓜、无花果、荸荠、藕、冬瓜、香蕉、百合等。

2. 适度增加蛋白质的摄入　可提高人体的免疫力。人体免疫力的高低与咽炎的复发有着直接关系，因此患者应适当增加鱼类、虾、肉类、奶类等优质蛋白的摄入量。在补充蛋白质时要注意少吃羊肉、狗肉等过于温热的食物,否则容易加重咽喉不适的症状。

3.忌暴饮暴食　食量不定,暴饮暴食,吃饭不能保证时间和质量,很容易导致胃肠功能紊乱,影响消化和吸收,造成体质衰弱,容易感冒,加重咽炎。

4.刺激性食品　如熏制、腊制及过冷过热或是辛辣、浓茶、咖啡等,这些食物使咽喉部黏膜经常处于充血状态,加重咽部不适症状。

5.严禁烟酒,以及辛辣、烧烤等助火之品　慢性咽炎患者多与肺肾阴虚、热毒内蕴等有关。而中医认为"烟为辛热之魁,酒为湿热之最。凡姜、椒、芥、蒜及一切辛辣热物,极能伤阴"。可见,烟酒、辛辣之品理应列为禁忌。

6.食疗方

(1)青龙白虎汤　青果5枚,萝卜1个。将萝卜切片与青果共煮30分钟,取汁代茶。可清热泻火,解毒利咽,生津消食。用于慢性咽炎燥咳、咽痛的辅助治疗。

(2)银耳西红柿羹　银耳50克(野生银耳15克),西红柿100克,冰糖适量。先将银耳用水泡发、洗净,然后放入砂锅中,熬至浓稠、酥软,再将西红柿洗净去皮,切碎捣烂,放入银耳羹中煮开,加冰糖适量调味。可滋阴润肺,清热解毒,生津利咽。适用于阴虚火旺之慢性扁桃体炎、慢性咽炎、干咳日久的患者。

(3)大海银耳羹　胖大海5~10个,银耳60克,蜂蜜适量。将银耳放凉水中泡6小时,放高压锅中,加水3 000毫升。大火煮至上汽后,转微火煮40分钟。关掉10分钟后打开锅盖,放入胖大海,再加盖煮5分钟。喝的时候,调入蜂蜜。可润肺利咽开音。适合慢性咽炎之咽干、咽痛、声音嘶哑并伴有便秘者的治疗。

(4)鱼腥草猪肺汤　猪肺200克,鲜鱼腥草30克,大枣5个,食盐、味精适量。先将猪肺用清水反复灌洗干净挤干水后切成小块,再用清水漂洗干净;鲜鱼腥草洗净切段,红枣(去核)洗净,把猪肺、红枣一起放入锅内,加清水适量,用大火煮沸后去掉浮沫,再用小火慢煮1小时,然后下鱼腥草再煮10分钟,加入食盐、味精即可出锅食用,每天1剂。可清热解毒益肺,适用于慢性咽炎之咽痛等症的辅助治疗。

(三)起居调养

1.保持室内空气流通及合适的温度和湿度　空气新鲜是防治慢性咽炎的有效措施。居室空气干燥及过冷、过热、过湿都可影响咽部黏膜的防御功能,造成功能障碍,咽部感觉异常,日久而成慢性咽炎病变。

2.早晨、饭后及睡觉前漱口、刷牙　可以保持口腔清洁。同时,防治口鼻疾病,消除炎性病灶,对防治咽炎也不容忽视。

3.防寒保暖,预防感冒　感冒是引起慢性咽炎急性发作的主要原因之一。反复感冒会降低身体抵抗力,也是造成慢性咽炎反复难愈的主要原因之一。

4.避免用嗓过度　职业要求讲话过多的人,应掌握正确的发声方法,避免高声喊叫,长时间讲话后不要马上吃冷饮,平时还要注意休息。

5.生活要有规律　现代人的生活节奏加快,经常处于疲劳、精神紧张的状态,参加体育锻炼的机会减少,许多人缺乏足够的睡眠或晚睡迟起,打破了正常的生活规律,破坏了体内正常的调节机制,使身体抗病能力减弱,易受外界致病因素侵犯,使咽部炎症迁延不愈,病情加重。

（四）运动调养

1.加强锻炼,增强体质　脏腑虚损、正气不足是慢性咽炎反复难愈的主要原因。患者应平素加强锻炼,增强体质。最简单有效的锻炼方法是坚持晨跑,以增强身体的抗病能力。同时要劳逸适度,注意不要过劳。

2.气功疗法　对防治慢性咽炎有一定帮助,方法是:静坐,两手轻放于两大腿,两眼微闭,舌抵上腭,安神入静,自然呼吸,意守咽部,口中蓄津,待津液满口,缓缓下咽,如此15～20分钟,然后慢慢睁开两眼,以一手拇指与其余四指轻轻揉喉部,自然呼吸意守手下,津液满口后,缓缓下咽,如此按揉5～7分钟。每日练2～3次,每次15～30分钟。

（五）药膳调养

1.沙参玉竹蒸鸭　老鸭1只,玉竹50克,北沙参50克,姜、花椒、黄酒、盐适量。将老鸭宰杀去毛,去内脏,玉竹及北沙参拣净杂质,洗净备用。将老鸭、玉竹、北沙参同放入煲内,加清水、姜、花椒、黄酒、盐适量,用小火炖2小时即可。可滋阴清热、利咽润喉、润肠通便。适用于阴虚火旺之慢性咽炎、干咳日久的患者的治疗。

2.益寿银耳汤　干银耳15克,枸杞子15克,龙眼肉15克,冰糖150克。银耳用温水泡胀,洗净泥沙,去除黑根,用开水余一下,再用清水浸泡、蒸熟。枸杞子洗净,置小碗内蒸熟,龙眼肉切丁。清水1500克,置火上烧沸。加入冰糖,溶化后再放入银耳、枸杞子、龙眼肉,煮沸片刻,入碗。可补肾强身,养阴润咽。适用于肺肾阴虚之慢性咽炎患者的治疗。

3.北芪炖乳鸽　乳鸽1只,北黄芪20克,淮山药15克,红枣8枚(去核),生姜3片。将乳鸽去毛与内脏,与上列药物放入炖盅内,加开水适量,文火炖3小时,调味吃肉饮汤。分2天食用。可补益肺气,适用于慢性咽炎体质虚弱、易感冒者的辅助治疗。

4.玄参乌梅粥　玄参、乌梅各15克,糯米30克。先将玄参、乌梅加水适量煎煮,去渣取汁;糯米加水煮成稀粥,等粥成时兑入药汁、冰糖,稍煮即可。分2天食用。可滋阴清热,生津润喉。适用于慢性咽炎之咽干、咽痛的辅助治疗。

（六）茶饮调养

1.罗汉果茶　罗汉果1个。将罗汉果切碎,用沸水冲泡10分钟后,不拘时饮服。每日1～2次,每次1个。可清肺化痰,止渴润喉。主治慢性咽炎,肺阴不足,痰热互结而出现的咽喉干燥不适,喉痛失音或咳嗽口干等。

2.橄榄茶　橄榄2枚,绿茶2克。将橄榄连核切成两半,与绿茶同放入杯中,冲入开水,加盖焖5分钟后饮用。可清火利咽,适用于慢性咽炎、咽部异物感者。

3.大海生地茶　胖大海5枚,生地黄12克,冰糖30克,茶适量。上药共置热水瓶中,沸水冲泡半瓶,盖焖15分钟左右,不拘次数,频频代茶饮。根据患者的饮量,每日2～3剂。可清肺利咽,滋阴生津。适用于慢性咽炎属肺阴亏虚者,如声音嘶哑,喉中燥痒或干咳,喉部暗红等。

4.橄榄海蜜茶　橄榄3克,胖大海3枚,绿茶3克,蜂蜜1匙。先将橄榄放入清水中煮片刻,然后冲泡胖大海及绿茶,焖盖片刻,入蜂蜜调匀,徐徐饮之。每日1～2剂。可清热解毒,利咽润喉。主治慢性咽炎,咽喉干燥不舒或声音嘶哑者。

5.双根大海茶　板蓝根15克,山豆根10克,甘草10克,胖大海5克。上药共置保温瓶中,用沸水冲泡,盖焖20分钟后即可作茶水饮用。也可加水煎煮后,倒保温瓶中慢慢饮用,每天1剂。有清热、解毒、利咽的作用。适用于慢性咽炎之咽喉疼痛明显者。

6.清音茶　胖大海5克,蝉蜕3克,石斛15克。水煎代茶饮。可养阴润喉,利咽治暗。适用于慢性咽炎伴有声音嘶哑者。

7.山楂利咽茶　生山楂20克,丹参20克,夏枯草15克。使用时,先用清水洗去浮尘,然后加水煎30分钟后,滤取药汁,一日数次,当茶频饮。可活血散结,清热利咽。适用于慢性咽炎而咽部有明显异物感者。

8.二绿女贞茶　绿萼梅、绿茶、橘络各3克,女贞子6克。先将女贞子捣碎后,与前3味共入杯内,以沸水冲泡即可。每日1剂,不拘时饮服。可养阴利咽,行气化痰。适用于对肝肾阴虚,虚火上浮,气郁痰结之咽痛不适,咽干,咽喉异物感者。

（七）方药调养

1.汤药

（1）中药方一　生地黄25克,熟地黄25克,生山药15克,女贞子12克,丹皮12克,茯苓12克,泽泻10克,制附片6克,肉桂3克,金佛草10克。每日1剂,每日2次,每次煎取汁150毫升。本方可养阴降火,适用于慢性咽炎辨证为阴虚火旺,虚火上浮者。症见经常咽痛,有热感,痰量少,每遇"着凉""感冒"均可使咽痛加重,舌质嫩红,舌苔薄白,脉细数。

（2）中药方二　蒲公英 15 克,牛蒡子 9 克,山豆根 15 克,连翘 15 克,马勃 6 克,板蓝根 15 克,郁金 9 克,枳壳 9 克,桔梗 6 克,玄参 18 克,石斛 15 克,麦冬 18 克,甘草 3 克。每日 1 剂,每日 2 次,每次煎取汁 150 毫升。本方可清热解毒,理气生津。适用于慢性咽炎辨证为阴虚火旺,肝郁不舒者。症见咽部堵闷,有异物感,日久不愈,平素因情志不舒或过食辛辣而加重,口咽干,咽部微痛,舌质微红,苔薄黄,脉细数。

（3）中药方三　代赭石 12 克,丹参 20 克,牛膝 12 克,郁金 9 克,瓜蒌 15 克,紫苏梗 6 克,桔梗 6 克,广陈皮 9 克,莱菔子 9 克,连翘 12 克,蒲公英 15 克,牛蒡子 9 克,麦冬 9 克,白芍 9 克,甘草 3 克。每日 1 剂,每日 2 次,每次煎取汁 150 毫升。本方可理气,降逆,养阴,清热。适用于慢性咽炎辨证为胸中气机郁滞者。症见咽部疼痛,吞咽不利且有异物感,情志抑郁,舌质正常,苔薄白,脉弦。

（4）半夏厚朴汤　法半夏 12 克,厚朴 9 克,茯苓 12 克,生姜 9 克,紫苏叶 6 克。每日 1 剂,每日 2 次,每次煎取汁 150 毫升。本方可行气散结,降逆化痰。适用于慢性咽炎辨证为痰气郁结而无热者。症见咽中如有物阻,咯吐不出,吞咽不下,胸部满闷,或咳,或呕,苔白润或白腻,脉弦缓或弦滑。

2. 中成药

（1）慢严舒柠清喉利咽颗粒　开水冲服,每次 1 袋,每日 2～3 次。可清热利咽、宽胸润喉。适用于外感风热所致的咽喉发干、声音嘶哑;急慢性咽炎、扁桃体炎见上述证候者,常用有保护声带作用。

（2）清咽甘露丸　每丸 10 克。每次服 1 丸,每日服 3 次,咀嚼咽下或温开水送服,1 个月为 1 个疗程。可滋阴降火。适用于治疗慢性咽炎阴虚火旺者。症见咽部不适、发干、异物感或轻度疼痛、干咳、恶心、咽部充血、观之呈暗红色等。

（3）中药喷雾疗法（外用）　连翘 6 克,菊花 4 克,板蓝根 4 克,防风 3 克,山豆根 6 克,射干 2 克,贯众 2 克,甘草 4 克,青礞石 2 克。将上述药装入布袋,置于高压锅内加水 1 600～2 000 毫升,煮沸后,热蒸气透过橡皮管和玻璃喷嘴射出,喷口温度达 85 ℃,距离喷嘴 15～20 厘米处温度为 40～50 ℃。治疗时可先喷面部 2 分钟,再喷口腔 15～20 分钟,每日 1 次,12 次为 1 个疗程。上述中药量为 4 次的用量。

（4）复方草珊瑚含片　含服,每次 2 片（小片）,每隔 2 小时 1 次,1 日 6 次。可疏风清热,消肿止痛,清利咽喉。慢性咽炎急性发作咽喉肿痛、声哑失音等可用作辅助治疗。

（5）西瓜霜润喉片　含服,每小时含化小片 2～4 片。可清音利咽,消肿止痛。慢性咽炎急性发作咽喉肿痛、声哑失音等可作为辅助治疗。

二、慢性鼻窦炎

慢性鼻窦炎是鼻窦黏膜的慢性化脓性炎症,常继发于急性化脓性鼻窦炎。炎症可局限在一个鼻窦,也可同时累及两个以上鼻窦称多窦炎。绝大多数是鼻窦内的多种细菌感染,常见致病菌要为链球菌、葡萄球菌、肺炎球菌等,多为混合感染。常为多发性,以筛窦和上颌窦为多见。常见症状有流脓涕、鼻塞、头痛,全身症状轻重不等,有时则无,较常见为精神不振、倦怠、头昏、记忆力减退、注意力不集中等。本病属中医"鼻渊"范畴。

(一)情志调养

中医认为"肺开窍于鼻",鼻和肺的生理、病理上关系密切,相互影响。同时"悲(忧)伤肺",过度的悲伤和忧愁导致肺功能失调、肺气耗损而产生一系列与肺有关的疾病或使原有的疾病加重,慢性鼻窦炎就是其中之一。而慢性鼻窦炎患者本身就存在肺气不足,若患者长期处于闷闷不乐的精神状态,必然会使肺气更加损耗,身体抗病能力不断下降,对病情的治疗和康复自然不利。

(二)饮食调养

1. 多食贝类和坚果,以摄取锌。锌可能参加构成一种含锌唾液蛋白对味觉及食欲起促进作用。锌缺乏对味觉系统有不良的影响,导致味觉迟钝。

2. 多食新鲜水果和蔬菜,以摄取足够的维生素 C 和生物类黄酮。柑橘类水果、葡萄和黑莓特别有益,因为它们还含有生物类黄酮,这种物质配合维生素 C 可保持微血管的健康。生物类黄酮还有消炎作用。

3. 适当摄入葵花子、种子油,以摄取维生素 E,能促进免疫功能。全谷类和豆类,以摄取 B 族维生素,有助于维持正常的免疫功能。缺乏 B 族维生素可引起黏膜上皮变性,血管脆性和通透性增加而导致鼻出血。

4. 平时注意多吃补益肺气之物,如鹌鹑、燕窝、木耳、银耳、柿饼、花生、核桃、百合、松子等。

5. 饮食禁忌:不宜食用辛辣助火升阳的食物,如辣椒、胡椒、大蒜、韭菜、酒、狗肉等;另外,还应忌食寒凉生冷食物,中医认为本病是和肺、脾、肾三脏气虚,以及外感风寒侵袭鼻窍有关,而寒凉生冷食物(如生冷瓜果、凉水、凉菜等)最易损伤肺脾阳气,加重虚寒症状;同时海鲜及冰冻鱼、鱿鱼、虾米等海产品容易刺激诱发炎症,这类食品最好不食。

6. 戒烟、戒酒:慢性鼻窦炎患者多与热毒内蕴有关。烟酒皆属辛热之物,长期或大量吸烟、饮酒,易助长体内热毒,致使鼻窦炎复发或加重。过敏性鼻窦炎对外界气体的敏感度明显增高,尤其是寒冷和具有刺激性的气体,吸入后会引起打喷嚏、鼻塞、流涕等症状明显加重,故宜忌烟酒。

7.食疗方

(1)辛夷花煲鸡蛋　辛夷花 10～20 克,鸡蛋 2 只。用辛夷花、鸡蛋加水适量同煮,蛋熟后去壳再煮片刻。饮汤吃蛋。每日 1 次,连服 1 周。可解毒,通鼻窍,滋阴。适用于慢性鼻窦炎患者鼻塞等症的辅助治疗。

(2)大蓟根鸡蛋　鲜大蓟根 60 克,鸡蛋 3 只。上 2 味同煮至蛋熟即成。每日 1 次,连服 1 周。可润肺解毒,育阴止血。适用于慢性鼻窦炎急性期脾经湿热型,症见鼻塞,涕多黄稠,身重体倦脘胀闷,胃纳差,小便黄,舌质红,苔黄腻等。

(3)老干丝瓜末　老干丝瓜 2 条。将老干丝瓜干烧灰存性为末。每次服 15 克,每日早晨用开水冲服。可化瘀、解毒。主治鼻窦炎、副鼻窦炎流臭鼻涕者。

(4)秋梨膏　鸭梨 6 个,干红枣 80 克,冰糖 150 克,老姜 20 克,蜂蜜 80 毫升。将干红枣洗净后对切去核,生姜去皮后切成细丝,梨削去外皮,将擦板架在锅上把梨擦成梨蓉和梨汁。将去核后的红枣和姜丝、冰糖放入锅内和梨蓉梨汁一起。盖上锅盖,用小火煮约 30 分钟,然后用漏网捞起梨蓉用另一只汤匙按压,挤出更多梨汁。将挤压后的梨渣红枣和姜丝扔掉,锅内只留下梨汁,继续用最小火熬煮约 1 小时后至梨浆浓稠后熄火放凉。在放凉后的梨浆里调入蜂蜜拌匀后放入密封罐保存即可。可润燥生津。适用于鼻窦炎肺阴亏损证,表现为鼻腔内干燥、结痂,或时有出血、烦热咽干、舌红少津等。

(三)起居调养

1.注意防寒保暖,避免感冒　感冒往往引发鼻窦炎复发或加重,为此若患感冒应及时及早治疗。

2.居住室内应保持空气新鲜　保持室内空气新鲜,定时开窗通风,冬季气温变化不应太大;室内定期做空气消毒,如醋熏蒸等;鼻窦炎与过敏有关的,应避免各种诱发因素如烟雾、粉尘、刺激性气味、花粉等的接触和吸入。

3.起居劳作有度　注意休息,不要通宵达旦。

4.清洁鼻腔　去除积留的涕液,保持鼻腔通畅。可做低头、侧头运动,以利窦内液体排出;擤鼻切勿过猛,方法要得当,防止引发中耳炎。

5.改善血液循环　平时鼻局部及额面部可用热水热敷或用电吹风局部加温,使局部的血液循环改善以达到治疗的目的。

(四)运动调养

1.加强锻炼,增强体质　脏腑虚损、正气不足是慢性鼻窦炎反复难愈的主要原因。患者应平素加强锻炼,增强体质。最简单有效的锻炼方法是坚持晨跑,以增强身体的抗病能力。同时劳逸适度。

2. 平时可常做鼻部按摩。以改善局部血液循环,促进康复。

(五)药膳调养

1. 公英地丁酱　嫩蒲公英 30 克,嫩紫花地丁 30 克。蒲公英、紫花地丁洗净,放入沸水煮开烫熟,切细蘸酱食。每日分 2～3 次服用。脾胃虚寒者应酌情控制剂量。本品可清热解毒消肿,适用于急性鼻窦炎或慢性鼻窦炎急性期的辅助治疗。

2. 黄芪鸡　黄芪 30 克,陈皮 15 克,肉桂 12 克,公鸡 1 只。将中药用纱布包好,与公鸡一起放入锅中,小火炖熟,食盐调味,吃肉喝汤。分 2 天食用。可益气健脾,适用于当鼻窦炎肺脾气虚证食疗,表现为交替性鼻塞,鼻流清水样涕,遇寒加重,面白气短,咳嗽白痰,食少倦怠,舌淡苔薄白,脉弱者。

3. 北芪炖乳鸽　乳鸽 1 只,北黄芪 20 克,淮山药 15 克,红枣 8 枚(去核),生姜 3 片。将乳鸽去毛与内脏,与上列药物放入炖盅内,加开水适量,文火炖 3 小时,调味吃肉饮汤。分 2 天食用。可补益肺气,适用于慢性鼻窦炎肺气虚寒型,症见鼻塞,多黏脓性涕,嗅觉减退,稍遇风寒等刺激,鼻塞及流涕加重,疲倦、气短、头晕,舌质淡,苔薄白,脉缓等。

4. 白术苏叶猪肚粥　白术 30 克,紫苏叶 10 克,猪肚 100 克(切片),生姜 2 片,粳米 100 克。先将白术、紫苏叶煎熬取汁,同猪肚、粳米煮粥,最后加入生姜等配料即可。分 2 天食用。可健脾益气,适用于慢性鼻窦炎脾气虚弱型,症见鼻塞,多黏脓性涕,嗅觉减退,少气乏力,食少腹胀,面色苍白,便溏,舌质淡,苔薄白,脉缓弱等。

(六)茶饮调养

1. 苍耳子茶　苍耳子 6 克,茶叶 6 克。两物置杯中,泡开水代茶饮。每日 1 剂,日 2～3 次。可通鼻窍,适用于急慢性鼻窦炎鼻塞的辅助治疗。

2. 玉屏风茶　黄芪、炒白术、防风各 5 克。三药置杯中,泡开水代茶饮。每日 1 剂,日 2～3 次。可补益肺气,适用于慢性鼻窦炎正气不足的辅助治疗。

(七)方药调养

1. 汤药

(1)鼻渊合剂　苍耳子 10 克,辛夷 6 克,鸭跖草 10 克,薄荷 6 克,桑叶 10 克,芦根 10 克,白芷 6 克。可疏风清热,排脓消炎。适用于慢性鼻窦炎急性发作,急性鼻窦炎。

(2)清肺通窍汤　辛夷 10 克,苍耳子 9 克,桔梗 10 克,桑白皮 10 克,鱼

150

腥草 10 克,黄芩 10 克,麦冬 10 克,赤芍 10 克,川芎 6 克。每日 1 剂,每日 2～3 次,每次煎取汁 150～200 毫升。本方可清泻肺胃,化浊通窍。适用于慢性鼻窦炎肺胃郁热,邪滞鼻窍证,证见鼻涕黄黏,鼻塞,鼻黏膜暗红肿胀,并见咳嗽少痰,口微干,小便黄,大便或干结。舌质略红,苔微黄,脉洪缓有力或滑数。

（3）加减奇授藿香汤　藿胆丸 15 克,柴胡 6 克,黄芩 10 克,龙胆草 10 克,茵陈 15 克,辛夷 10 克,木通 10 克,白芷 10 克,苍耳子 10 克,皂角刺 10 克。每日 1 剂,每日 2～3 次,每次煎取汁 150～200 毫升。本方可清胆泻热,化浊通窍。适用于慢性鼻窦炎肝胆郁热,邪滞鼻窍证,证见鼻涕黄绿黏稠如脓,味或带臭,鼻塞,伴头痛头昏,口苦咽干,烦躁易怒,小便黄,大便或干结。舌质红,苔黄,脉弦数或弦滑略数。

（4）温肺止流丹合苍耳子散加减　党参 10 克,荆芥 10 克,细辛 3 克,诃子 10 克,鱼脑骨 10 克,甘草 6 克,桔梗 10 克,白芷 10 克,苍耳子 10 克,辛夷 10 克。每日 1 剂,每日 2～3 次,每次煎取汁 150～200 毫升。本方可温补肺气,祛风散寒。适用于慢性鼻窦炎肺气亏虚,邪滞鼻窍证,证见鼻涕黏白量多,嗅觉减退,鼻塞时轻时重,遇风寒则症状加重,伴面色不华,恶风,容易出汗。舌质淡,苔薄白,脉缓弱。

（5）参苓白术散加减　党参 10 克,白术 10 克,茯苓 15 克,甘草 6 克,山药 15 克,白扁豆 10 克,莲子肉 10 克,薏苡仁 15 克,砂仁 6 克,桔梗 10 克,川芎 6 克。每日 1 剂,每日 2～3 次,每次煎取汁 150～200 毫升。本方可健脾益气,化浊通窍。适用于慢性鼻窦炎脾气亏虚,邪滞鼻窍证,证见鼻涕黏白量多,鼻塞重,伴倦怠乏力,纳差,大便溏。舌质淡胖,苔腻,脉细缓或细滑。

（6）麻黄附子细辛汤合苍耳子散加减　麻黄 6 克,附子片 6 克,细辛 3 克,白芷 10 克,苍耳子 10 克,辛夷 10 克。每日 1 剂,每日 2～3 次,每次煎取汁 150～200 毫升。本方可温肾壮阳,散寒通窍。适用于慢性鼻窦炎肾阳亏虚,寒凝鼻窍证,症见头痛,鼻塞,浊涕黏白,嗅觉减退,伴形寒肢凉,精神萎靡,常感腰背冷痛,或有背寒如掌大,小便清长,夜尿多。舌淡苔白,脉沉细弱。

2. 中成药

（1）鼻渊通窍颗粒　开水冲服,每次 15 克,每日 3 次。可疏风清热,宣肺通窍。适用于慢性鼻窦炎急性期属外邪犯肺者,症见前额或颧骨部压痛,鼻塞时发作,流涕黏白或黏黄,或头痛,或发热,苔薄黄或白,脉浮。

（2）藿胆丸　口服。每次 3～6 克,每日 2 次。可芳香化浊,清热通窍。适用于湿浊内蕴,胆经郁火所致的鼻塞、流清涕或浊涕,前额头痛。

（3）香菊胶囊　口服。每次 2～4 粒,每日 3 次。可辛散祛风,清热通窍。适用于急、慢性鼻窦炎,鼻炎。

（4）通窍鼻炎颗粒　开水冲服。每次 2 克,每日 3 次。可散风消炎,宣通鼻窍。适用于鼻渊、鼻塞、流涕、前额头痛;鼻炎、鼻窦炎及变应性鼻炎。

（5）鼻窦炎口服液　口服。每次 10 毫升,每日 3 次,20 日为 1 个疗程。可疏散风热,清热利湿,宣通鼻窍。适用于风热犯肺、湿热内蕴所致的鼻塞不通、流黄稠涕;急慢性鼻炎、鼻窦炎见上述证候者。

（6）鼻渊胶囊　口服。每次 6 ~ 8 片,每日 3 次。可祛风宣肺,清热解毒,通窍止痛。适用于鼻塞鼻渊,通气不畅,流涕黄浊,嗅觉不灵,头痛,眉棱骨病。

3. 外治法

（1）滴鼻　治以宣肺通窍,祛邪止涕之剂,常用药物如滴鼻灵、50% 鱼腥草液等,每日 2 ~ 3 次。

（2）吹鼻　用碧云散、冰连散、吸鼻散、肃窦散之类吹入鼻腔,以祛邪止涕,每日 2 ~ 3 次。

（3）塞鼻法　用通鼻散（药物组成:青黛 10 克,炒苍耳子 10 克,黄芩 10 克,鹅不食草 15 克,白芷 10 克,辛夷 10 克,金银花 10 克,细辛 5 克,冰片 5 克）。共研细末,取药棉球以开水沾湿（捏之不出水为度）,蘸药末塞患侧鼻孔,保留 2 小时后取出弃用,每日 1 次。双侧鼻窦炎者,先塞一侧,2 小时后再塞另一侧。

（4）蒸气吸入法　此法是将药液煮沸或用开水直接冲泡药物,以鼻吸其热蒸气治疗鼻病的方法,每次 15 ~ 20 分钟,每日 1 ~ 2 次;或将药液超声雾化吸入,每次 20 ~ 30 毫升。所用药物可按辨证论治处方或用苍耳子散加味。

（5）洗鼻法　此法是将药物煮沸后去渣,取上清液,调温至 37 ℃左右,将药液从鼻中吸入,从口中吐出,每天 1 ~ 2 次。常用药物按辨证论治处方或用苍耳子散加味。

三、老年性白内障

老年性白内障，又称年龄相关性白内障，是最常见的白内障类型。多见于50岁以上的中老年人，随年龄增长发病率增高。据认为它与老年代谢缓慢发生的退行性变有关。不过大多数病例病情进展缓慢。临床表现晶状体逐渐混浊，通常为双眼，患者可表现为自觉眼前有固定不动的黑点，视物模糊、视物变形、复视或多视现象，以后视力逐渐下降，晚期都有严重视力障碍，最终失明。本病中医称之为"圆翳内障""枣花翳""冰翳""银翳"等。

（一）情志调养

中医学认为老年性白内障的发生多与肝肾阴血不足、气血亏虚而目失所养所致。情志过极，可致肝气郁滞，气血失调，日久气郁化火，可灼伤肝肾阴血，从而导滞老年性白内障的产生或加重。

现代医学也认为白内障患者首先应保持心情舒畅。许多老人患了白内障以后，总觉得眼睛会瞎，于是显得十分悲观，成天闷闷不乐，这样很容易使病情加重。另外，老人应避免过度的情绪刺激和波动，少看一些令人伤感的电视剧，以使全身气血流通，提高抗病能力，这样便有利于白内障的稳定和康复。

（二）饮食调养

1. **饮食宜清淡而富有营养** 宜吃新鲜蔬菜、水果，特别是大枣、西红柿、橘子、苹果、葡萄、西瓜、猕猴桃等富含维生素C的蔬菜水果。有资料研究表明，维生素缺乏与白内障的形成有一定的关系。

2. **多吃补硒的食物** 比如大蒜、杏仁、蘑菇、芦笋、谷物、鱼、虾等含有较丰富的硒元素，硒有很强的抗氧化作用，能清除过多的自由基，对提高视力有明显的作用，能治疗和预防白内障、视网膜病等多种眼疾。

3. **饮食禁忌** 少食高胆固醇食物，白内障患者的晶状体内胆固醇含量较高，白内障的发生与胆固醇有一定关系，因此应少食含胆固醇高的食物，如蛋黄、鳝鱼、动物内脏等；少食油炸食品及人造脂肪、动物脂肪，这些食物会加速晶状体的氧化反应，使人容易患白内障；少食全脂奶粉、奶酪、冰激凌等含脂肪丰富的乳制品。

老年性白内障患者，以肝肾亏虚及脾胃虚弱者居多，故饮食上宜根据具体情况，有所宜忌。如属肝肾阴虚者，宜选用补益肝肾膳食，但要注意滋而不腻、补而不燥、凉而不遏的易于消化的食物，如核桃、黑木耳、黑芝麻、桑椹、黑豆、枸杞、大枣、动物肝脏、黄精、核桃、羊肉等，不宜多吃辛燥类的食物,如辣椒、大蒜等。如属脾胃虚弱,升运失司者则宜多选用补益脾胃,助于消化的食物,如人参、山药、莲子、薏苡仁、白扁豆、山楂、麦芽等。老年性白内障患者常因忧思恼怒,肝气上冲,肝火上炎,上扰目窍所致,故宜选用清肝明目,易于消化的食物,如决明子、甘菊花、芹菜等。不宜食用辛辣助火升阳的食物,如干姜、胡椒、韭菜、酒、狗肉等。另外,还应少食寒凉的食物,以免影响气血运行、增加视力模糊。

4. 禁烟、戒酒　抽烟发生的自由基会使体内的氧化剂含量增高,极易激发白内障。酒对视力有很大的伤害,不仅能生湿,而且还会化痰生火,加剧眼晶状体混浊和视力模糊,使病情加重,特别是老年性白内障患者,应严禁饮酒。

5. 食疗方

(1)磁石肾羹　磁石 30 克,猪肾 1 枚。磁石捣研,用水淘去赤汁,装入纱布袋。猪肾去脂膜,切成腰花。用水煮磁石半小时,煮取 500 毫升水,去磁石,加入腰花及调料煮熟,食肾喝汤,分 2 日服用。本方有补肾明目、镇惊安神的作用,对老年性肾虚耳目不聪、白内障初起者是较好的佐餐菜肴。

(2)沙苑子鸡　沙苑子 150 克,母鸡 1 只,调料适量。将沙苑子装入纱布袋内扎紧,与母鸡同放入砂锅中,炖至鸡烂熟,去沙苑子,分 3 日服用。本品有补肝益肾、明目固精的作用,适用于肝肾阴虚及肝火上亢型的老年性白内障患者。

(3)桑椹酒　桑椹 250 克,低度白酒 500 克。将桑椹置于酒中浸泡30 天,每日睡前饮用一小盅。本品有补肾益肝,滋阴明目的作用。对于肝肾阴虚白内障初起者,是养生明目之佳饮。

(4)枸杞羊肾粥　枸杞叶 250 克,羊肾 1 具,羊肉 60 克,葱白 2 茎,细盐少许,粳米 60～90 克。将新鲜羊肾剖洗干净,去内膜,细切,羊肉洗净切碎。用枸杞叶煎汁去渣,同羊肾、羊肉、葱白、粳米一起煮粥。待粥成后,加入细盐少许,稍煮即可。本品有益肾壮阳,聪耳明目的作用。可作为老年性白内障初期冬季食疗之品。

(5)鸡肝明目汤　水发银耳 15 克,鸡肝 100 克,枸杞子 5 克,茉莉花24 朵,料酒、姜汁、食盐、味精、水豆粉、清汤适量。将鸡肝洗净切片,放碗内,加水豆粉、料酒、姜汁、食盐拌匀待用。将银耳、茉莉花、枸杞子分别去杂质,洗净待用。汤勺置火上,放入清汤,加入料酒、姜汁、食盐和味精,随下银耳、鸡肝及枸杞子烧沸,去浮沫,待鸡肝刚熟,倒入碗内,撒入茉莉花即成。本品有滋补肝肾的作用,对老年性白内障之双目视物模糊者有效。实为白内障患者食疗佳品。

(6)猪肝菠菜汤　猪肝 150 克,菠菜 250 克。将猪肝洗净后切成片,放入已调好味的锅汤中煮,然后再将菠菜洗净放入锅中,稍煮一下便可起锅食用。可补肝明目,治视力消退、老年性白内障等。

(7)山药红枣粥 山药60克,大枣30克,粳米100克,白糖适量。将山药切成碎粒,与洗净的大枣、粳米放入锅内,加入清水1 000克烧沸,转用文火熬煮成粥,加入白糖调味即成。可益气养阴健脾,适用于老年性白内障辅助食疗。

(三)起居调养

1.避免视力过度疲劳,用眼应以眼睛不觉得疲倦为度,应注意正确的用眼姿势和距离;光源要充足,用眼1小时左右,便应让眼睛放松休息一下,如闭目养神、走动、望天空或远方等,使眼睛得到充分的休息。此外,应尽量避免长时间在昏暗的环境中阅读和工作。

2.应尽量避免强光刺激。有调查发现,我国老年性白内障的发病率南方显著高于北方,又以西藏地区最高。初步推测认为南方夏季长、炎热,阳光强烈刺激可能是白内障发病率高的主要原因。因此,夏季烈日下,户外活动时,应戴防护眼镜,以避免强光对眼睛的刺激。

(四)运动调养

1.适当参加体育锻炼:适当参加体育锻炼,有助于气血运行,改善血液循环,从而对白内障恢复有利。并可经常进行眼部按摩,都有助于改善局部血液循环。

2.可经常进行眼部穴位按摩,对白内障的恢复也有不错的疗效,患者可适当选用。

方法一:按揉承泣页、四白穴。用两手示指分别按两侧承泣穴(在瞳孔直下七分,眼眶边缘陷中取穴),两中指分别按两侧四白穴(在承泣下三分),两手示、中两指并拢横按,同时用力旋转揉摩50下。

方法二:按揉瞳子髎穴、丝竹空穴、太阳穴。用两手中指分别按两侧瞳子髎穴(在眼眶骨外侧,距眼角五分),两无名指分别按两侧丝竹空穴(在眉后凹陷中),两示指分别按两侧太阳穴(在眉梢与眼角梢中间,瞳子髎上五分)。两手示、中、无名三指并拢(中指微屈),同时用力先向前揉转50下,再向后揉转50下。

方法三:捏拿按揉睛明穴(在眼内角内侧一分,鼻边缘偏中)。微闭眼睛,用右手拇、示指岔开(剪去指甲),分别按两侧睛明穴,捏拿按揉50下。

(五)药膳调养

1.肝脾双补粥 菟丝子、夜明砂各8克,淮山药60克,白糖50克,粳米80克。将菟丝子、夜明砂、淮山药三者用布包好,加清水煎煮,成浓汁去渣留汁。加粳米入汁,小火焖煮。粥熟时加糖,便可食用。本品有补肝健脾,明目去翳作用。适用于老年性白内障。

2. 夜明砂粥　夜明砂 9 克,淮山药 30 克,菟丝子 9 克,粳米 60 克,红糖适量。将夜明砂、淮山药、菟丝子用布包好,加水 5 碗煎成 3 碗,去渣后入粳米、红糖煮粥。每天 1 剂,连服 15～20 剂。本品有补肾健脾,清热明目作用,可用于老年性白内障患者属脾气虚弱或肝肾阴虚之患者目暗不明的辅助食疗。

3. 参芪鸡　生晒参 20 克(或党参 30 克)、黄芪 60 克、母鸡 1 只、佐料适量。将生晒参、黄芪装入纱布袋内,放入鸡腹中,置于砂锅内炖至熟烂,弃药袋。每日酌量佐餐,缓缓食用。本品有益气健脾作用,适用于老年性白内障之气血不足或脾胃虚弱型患者。

4. 杞子萸肉粥　枸杞子、山茱萸各 18 克,糯米 100 克,白糖适量。将山茱萸洗净去核,与枸杞子、糯米同煮成稀粥,大火开锅后,用小火熬煮 30 分钟即可,早晚适量配餐服用。可补养肝肾,养血明目。对老年性白内障之视物模糊、双目干涩者有效。

(六)茶饮调养

1. 杞菊茶　枸杞子 12 克,菊花、桑叶各 6 克,谷精草 3 克。上品共研粗末,装入纱布袋内,沸水冲泡,代茶饮用。本品有滋养肝肾,清肝明目作用。适用于肝肾阴虚或肝火上亢型的老年性白内障两目昏花干涩,头晕耳鸣,视力下降者的辅助治疗。

2. 决明茶　将决明子洗净,除去杂质,晒干后微火炒,每次用炒决明子 30 克水煮,弃渣饮用。可清肝明目,适用于肝火偏亢之老年性白内障的辅助治疗。

(七)方药调养

1. 汤药

(1)杞菊地黄汤　枸杞子 10 克,菊花 10 克,熟地黄 12 克,山药 15 克,泽泻 10 克,牡丹皮 9 克,茯苓 10 克,山茱萸 10 克。每日 1 剂,每日 2～3 次,每次煎取汁 150～200 毫升。可滋补肝肾。适用于白内障肝肾阴虚型,症见视物昏花模糊,头晕目眩,腰酸膝软,耳鸣耳聋,牙齿松动,烦躁失眠,烘热盗汗等。

(2)益气聪明汤　黄芪 15 克,人参 5 克,升麻 10 克,葛根 10 克,蔓荆子 10 克,白芍 12 克,黄柏 10 克,炙甘草 5 克。每日 1 剂,每日 2～3 次,每次煎取汁 150～200 毫升。可益气补血。适用于白内障气血不足型,症见视物昏花模糊,精神倦怠,气短无力,面色苍白,小便多而清长等。

(3)补中益气汤　人参 5 克,黄芪 15 克,白术 10 克,炙甘草 5 克,当归

10克,陈皮10克,升麻10克,柴胡8克,防风10克,羌活10克,干姜8克。可健脾益胃。适用于白内障脾胃虚衰型,症见视物日渐模糊,饮食乏味,胃呆纳少,精神萎靡,面黄肌瘦,大便溏泄等。

(4)羚羊角饮子　羚羊角(山羊角代)5克(先煎),细辛1.5克(后下),知母10克,人参5克(另煎冲服),车前子10克,防风10克,黄芩10克。每日1剂,每日2~3次,每次煎取汁150~200毫升。可清肝泻火,祛风明目。适用于白内障肝火上亢型,症见眼痛头晕,视物模糊,口苦咽干,失眠多梦,心烦易怒,舌质红绛等。

(5)桃红四物汤化裁　丹参15克,桃仁6克,红花6克,当归12克,川芎6克,熟地黄12克,白芍9克,枸杞子12克,菊花9克,白蒺藜6克,蝉蜕6克,夜明砂6克,青葙子6克,草决明12克,磁石6克,神曲9克,桑椹9克,陈皮9克。每日1剂,每日2~3次,每次煎取汁150~200毫升。可活血化瘀,祛障明目,适用于白内障血瘀型。

(6)珍珠母汤　珍珠母60克,苍术24克,人参3克。将诸药加水煎服,口服2次。本方有益气健脾,明目退翳作用,可作为脾虚型老年性白内障患者初发期的辅助治疗。

2.中成药

(1)石斛夜光丸　口服。每次1丸,每日2次。可滋阴补肾,清肝明目。适用于肝肾两亏,阴虚火旺,内障目暗,视物昏花,潮热盗汗。

(2)补中益气丸　口服。每次1丸,每日2~3次。可健脾益胃。适用于白内障脾胃虚弱型,症见视物日渐模糊,饮食乏味,胃呆纳少,精神萎靡,大便溏泄等。

(3)杞菊地黄丸　口服。每次1丸,每日2~3次。可滋阴补肾,清肝明目。适用于肝肾两亏,阴虚火旺,内障目暗,视物昏花,潮热盗汗。

(4)明目地黄丸　口服。每次1丸,每日2~3次。可滋肾、养肝、明目。适用于白内障肝肾阴虚,视物昏花,目涩畏光,迎风流泪等。

(5)十全大补丸　口服。每次1丸,每日2~3次。可温补气血。适用于白内障气血两虚,视物昏花、面色苍白,气短心悸,头晕自汗,体倦乏力等。